Karoline Postlmayr · Mein Kräuterschatz

Karoline Postlmayr

Mein Kräuterschatz

Eine leidenschaftliche Kräuterwanderung durch die Jahreszeiten

ENNSTHALER VERLAG STEYR

Die in diesem Buch angeführten Vorstellungen, Vorschläge und Therapiemethoden sind nicht als Ersatz für eine professionelle medizinische Behandlung gedacht. Jede Anwendung der in diesem Buch angeführten Ratschläge geschieht nach alleinigem Gutdünken des Lesers.

Autorin, Verlag, Berater, Vertreiber, Händler und alle anderen Personen, die mit diesem Buch in Zusammenhang stehen, übernehmen keine Haftung für eventuelle Folgen, die direkt oder indirekt aus den in diesem Buch gegebenen Informationen resultieren oder resultieren sollten.

Es wird darauf hingewiesen, dass alle Angaben trotz sorgfältiger Bearbeitung ohne Gewähr erfolgen und eine Haftung des Verlags ausgeschlossen ist.

www.ennsthaler.at

4., aktualisierte Auflage 2014

ISBN 978-3-85068-840-6

Karoline Postlmayr · Mein Kräuterschatz

Ennsthaler Gesellschaft m.b.H. & Co kg, 4400 Steyr, Österreich
Fotos: Karoline Postlmayr, Brigitte Preisach, Nussbach, OÖ · iStockphoto · Fotolia
Coverfoto Löwenzahn: Hans Hillewaert
Satz und Umschlaggestaltung: DIE BESORGER Mediendesign & -technik, Steyr
Druck und Bindung: Těšínská Tiskárna, Český Těšín

FSC www.fsc.org
MIX
Papier aus verantwortungsvollen Quellen
FSC® C005833

Inhaltsverzeichnis

Vorworte

Im Vorwort habe ich anerkannte Fachleute um ihre Meinung gebeten, um das Wunder der Natur, aber auch die möglichen Risiken einer Naturheilbehandlung aufzuzeigen. Ihre Kompetenz in Gesundheitsfragen können Sie mit den Mitteln der Natur erweitern, aber die ärztliche Diagnose darf bei schwerwiegenden Symptomen nicht fehlen. Nehmen Sie Platz in der Wiese und das Auge wird sich an den wahren Heilkräutern erfreuen.

Karoline Postlmayr, 2010

Pflanzliche Medikamente haben heutzutage in der Medizin einen hohen Stellenwert.
Besonders in der Frauenheilkunde kann man bei der Behandlung von Wechselbeschwerden kaum mehr auf pflanzliche Wirkstoffe verzichten.
Die Nebenwirkungen sind häufig geringer als bei Medikamenten und die regelmäßige Einnahme dieser Pflanzen wird von den Frauen besser akzeptiert, obwohl die Krankenkasse keine Kosten dafür übernimmt. Allerdings müssen Kräuter auch zum richtigen Zeitpunkt und in der richtigen Menge eingenommen werden, damit Probleme vermieden werden.
Daher freue ich mich ganz besonders, dass Frau Postlmayr in ihrem Buch die Heilkraft von Kräutern und Pflanzen den Menschen näher bringt.
Ich gratuliere herzlich zu diesem Buch.

Primarius Wirkl. Hofrat Dr. Florian Marberger, Gynäkologe
Kirchdorf 2009

Sich mit Pflanzen zu beschäftigen, ist für mich eine Entdeckungsreise mit allen Sinnen. *Die Farben der Blüten und Blätter, der Duft, der von ihnen ausgeht, ob man sie essen kann und wie sie schmecken, wie sich die Blätter oder die Rinde anfühlen, auch die Geräusche des Windes, wenn er über die Wiesen, durch einen Laubwald oder einen Fichtenbestand streift – welch eine Vielfalt! Die Pflanzen eindeutig bestimmen zu können und ihre Fähigkeiten und Verwendungsmöglichkeiten kennenzulernen, erfordert zwar etwas Zeit, doch es lohnt sich, denn dieses Erkennen verändert unsere Wahrnehmung für die gesamte Umgebung.*

Mit dem Wissen über eine wild wachsende Pflanze ändert sich die Wertschätzung und der Respekt gegenüber der Natur – spätestens dann, wenn man die lästigen Unkräuter im Garten als hilfreich und heilsam erkennt und für die Gesundheit als Tee nutzt, als Gewürze oder als Wildgemüse in der Küche verwendet. Gegen die Natur zu arbeiten ist vergebens und so lohnt es, sich umzuschauen und auch seine pflanzlichen Nachbarn kennenzulernen. Vielleicht findet sich auch ein Kräutlein, das einem besonders ans Herz wächst, das man besonders schätzen lernt und über das man sich besonders freut, wenn man ihm begegnet – wie bei einem Freund.

Die Freude, bunte Wiesen zu sehen oder die Vielfalt einer Pflanzengesellschaft im Wald, einige der wachsenden Schätze mit der Zeit schon von weitem zu erkennen, öffnet das Herz und macht uns aufmerksamer und sensibler für den uns umgebenden Lebensraum, für den Wert und die Wichtigkeit der Erhaltung der Vielfalt.

In diesem Sinne wünsche ich allen viel Freude mit diesem Buch, spannende Entdeckungsreisen und viele neue „wilde“ Freunde.

Brigitte Preisach, kräuterkundige Nachbarin,
Nußbach 2009

Das Kräuterwissen von Karoline Postlmayr weist uns einen Weg zu einem nachhaltigen und sanften Umgang mit der Natur und den Früchten der Schöpfung. *Die Tipps regen die Eigenverantwortung an, sowie einen heilsamen und respektvollen Umgang mit den von der Natur zur Verfügung gestellten Ressourcen. Selten ist ein Kräuterbuch so praxisbezogen und praktisch in der Handhabung und es macht Lust auf das Sammeln und Anwenden von Heil- und Nutzpflanzen.*

Alles, was wir für unsere Gesundheit brauchen, wächst im unmittelbaren Lebensumfeld. Gerade darauf macht die Autorin aufmerksam und gibt wichtige Tipps und altbewährte Ratschläge.

Die Heilkräuter vor der Haustür ermöglichen jedem Interessierten, sich auch selbst um seine Gesundheit zu kümmern und sein Wohlbefinden in die Hand zu nehmen, ohne dabei aber auf die ärztliche Diagnose zu verzichten.

Das alte Wissen um Heilkräuter wurde Jahrhunderte lang weitergegeben und gepflegt. Es ist ein wichtiger Stein im großen Mosaik der naturheilkundigen Bücher.

Dieses Nachschlagewerk ist ein würdiger Nachfolger des ebenfalls im Ennsthaler Verlag erschienen Weltbestsellers von Maria Treben: Gesundheit aus der Apotheke Gottes.

Als Bibliothekar und Buchhändler bin ich davon überzeugt, dass dieses neue Kräuterbuch von Karoline Postlmayr viele Leser finden wird, und ich wünsche ihr und ihrem Erstlingswerk einen großen Erfolg.

Heinz Ofner, Bibliothekar und Buchhändler
Steyr 2009

Kräuter eignen sich nicht nur für den Einsatz in der Küche, in der sie insbesondere in den letzten Jahren große Popularität erlangten, viele von ihnen haben auch eine heilende Wirkung.

Das Wissen um die Heilkräuter ist schon so alt wie die Menschheit selbst und wurde von Generation zu Generation weitergegeben. Im Mittelalter waren es vorwiegend die Klöster, in denen Heilkräuter in speziellen Kräutergärten angebaut und in ihrer Wirkung erforscht wurden. Diejenigen, die dieses Wissen bewahrten und weitergaben, waren meist Frauen, wie auch im Falle des vorliegenden Buches.

Mit dem Aufkommen der modernen Medizin ging vieles vom Wissen um die Heilwirkung diverser Kräuter verloren. Erst in jüngster Zeit ist wieder verstärktes Interesse an Heilkräutern und ihren Wirkungen aufgekommen.

Es muss jedoch in aller Deutlichkeit gesagt werden, dass sich der Einsatz von Heilkräutern vorwiegend auf die Bewahrung der Gesundheit (Kochen mit Kräutern, Trinken von Kräutertees etc.), auf die Vorbeugung von Krankheiten sowie auf die Behandlung von harmloseren Beschwerdebildern konzentrieren sollte. Bei eindeutigen Krankheitssymptomen ist unbedingt ein Arzt aufzusuchen! Nur dieser kann aufgrund seiner Ausbildung und Erfahrung die Diagnose stellen. Es wäre fahrlässig, vermitteln zu wollen, dass Heilkräuter im wahrsten Sinne des Wortes „Allheilmittel" darstellen!

Dennoch können sie durchaus auch bei schweren Krankheiten oder beispielsweise bei der Durchführung von Chemotherapien unterstützend wirken und gewisse Beschwerdebilder lindern. Eine Absprache mit dem behandelnden Arzt bezüglich etwaiger Nebenwirkungen und Arzneimittelinteraktionen ist jedoch hierbei unumgänglich.

Dr. Katharina Zebisch,
Krankenhaus Amstetten 2009

Kräuterverzeichnis

Erstmaliges Auftreten der Kräuter im Verlauf der Jahreszeiten

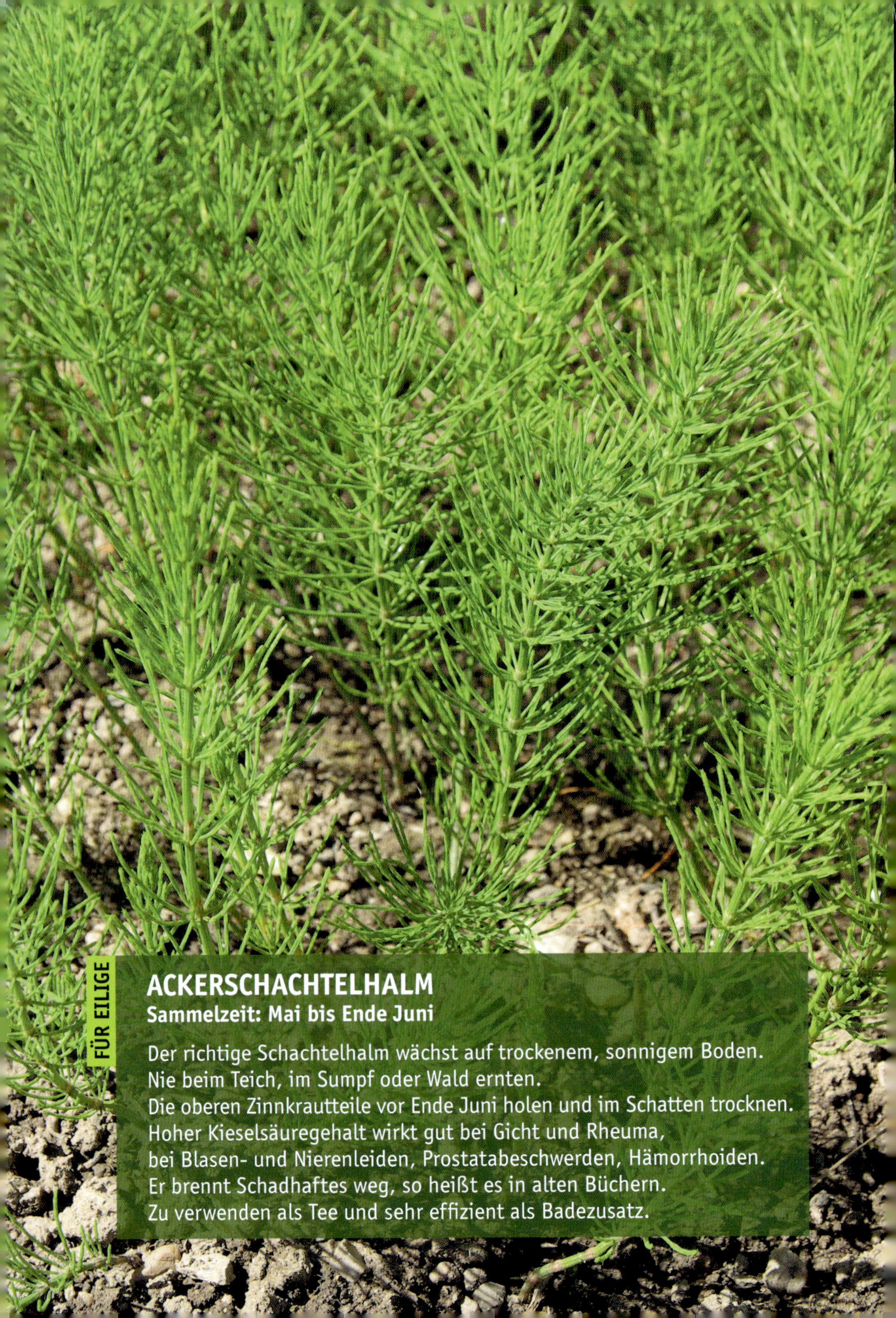

FÜR EILIGE

ACKERSCHACHTELHALM

Sammelzeit: Mai bis Ende Juni

Der richtige Schachtelhalm wächst auf trockenem, sonnigem Boden.
Nie beim Teich, im Sumpf oder Wald ernten.
Die oberen Zinnkrautteile vor Ende Juni holen und im Schatten trocknen.
Hoher Kieselsäuregehalt wirkt gut bei Gicht und Rheuma,
bei Blasen- und Nierenleiden, Prostatabeschwerden, Hämorrhoiden.
Er brennt Schadhaftes weg, so heißt es in alten Büchern.
Zu verwenden als Tee und sehr effizient als Badezusatz.

Ackerschachtelhalm

Volksmund: Zinnkraut
(Equisetum arvense)

Der Schöpfungsbericht erzählt uns, dass der Ackerschachtelhalm am dritten Tag hervorspross. Er pflanzte sich ohne Duft und ohne Blüte fort. Das lebende Fossil war einst baumgroß.

INHALTSSTOFFE

- 12 % Kieselsäure

Therapeutisch gut wirksame bekannte Bestandteile sind:

- Flavonoide
- Kalium
- Magnesium
- Eisen
- Glykoside
- Carbonsäure
- Mangan
- Kalk

Sammelzeit und Sammelort

Bis spätestens Ende Juni sollten wir unseren gesamten Vorrat an Zinnkraut geerntet und getrocknet haben. Danach lässt sich die Vorstufe der assimilierbaren Kieselsäure nicht mehr vollständig beim Abbrühen lösen.

Ich verwende nur die oberen zwei Drittel des Ackerschachtelhalmes für Tee, Absud und Pulver.

In unserer Gegend gibt es 10 verschiedene Arten von Schachtelhalm. Wichtig ist, nie in Sümpfen oder an Wald- und Teichrändern den Schachtelhalm zu sammeln. Kleine braune Pilze machen diese

Pflanzen ungenießbar. Auch die anderen Sorten wie Riesenschachtelhalm, Teichschachtelhalm usw. sind nicht geeignet.
Auch die giftigen Sporenträger, welche sehr zeitig im Frühling hervorsprießen, sollten sie nicht für Heilzwecke verwenden.

Verwendung als Heilkraut

Sebastian Kneipp nannte bereits 1886 in seinem Buch „Die Wasserkur" diese unschätzbare, wertvolle Heilpflanze mit ihrer besonderen Wirkung. Die Inhaltstoffe des Ackerschachtelhalmes brennen „Schadhaftes" aus dem Körper „weg", schrieb er.

TEE

3 frische Zweige oder 1 TL getrocknetes Kraut im kalten Wasser ½ Stunde ansetzen und anschließend 15 Min. köcheln (wirklich köcheln). Meine erste Wahl bei Anzeichen von Nierenbeschwerden.

Wirkt bei:
Allen bakteriellen und entzündlichen Erkrankungen der Niere und Harnwege, auch Nierengrieß.
Erkrankungen von Blase, Milz, Prostata, Depression, Hämorrhoiden, Gicht, bei Hautproblemen, Gedächtnisschwund, Bettnässen. Bei geschwollenen Beinen durch Stoffwechselerkrankungen erreichen Sie durch Teetrinken ein Durchspülen, ohne den Elektrolythaushalt zu stören.
Bei brüchigen Knochen. Er filtert Gifte aus der Lymphe und steigert das körperliche Abwehrsystem.

BAD

3 Handvoll Zinnkraut in 3 Liter kaltem Wasser 12 Stunden stehen lassen. Danach 20 Min. kochen. Den Absud verwende ich für

- Sitzbad/Vollbad bei Rheuma, Nikotinsucht und Prostataerkrankung
- Fußbad bei Schweißfüßen
- Haarspülung bei Haarausfall.

Sehr hilfreich bei allen Haut- und Bindegewebsproblemen.

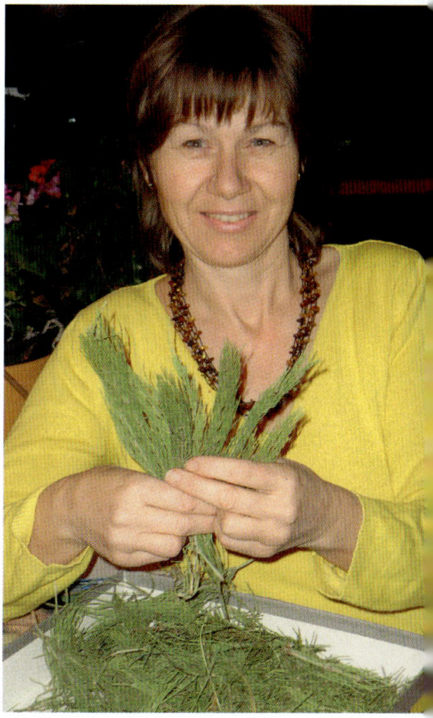

AUFLAGE

Kraut in wenig Wasser erhitzen und anschließend in ein Tuch einschlagen und an der betroffenen Stelle befestigen. Diese Auflage wirkt schmerzlindernd.

ZINNKRAUTWEIN

Zinnkraut in Wein 15 Min. gekocht ergibt ein leicht verdauliches, schmackhaftes Gebräu, das Ihr Immunsystem kräftigt.

TIPP!

Bei Schweißfüßen nehmen Sie getrocknetes Zinnkraut, pulverisieren es in der Kaffeemühle und streuen das Pulver in das Schuhinnere.

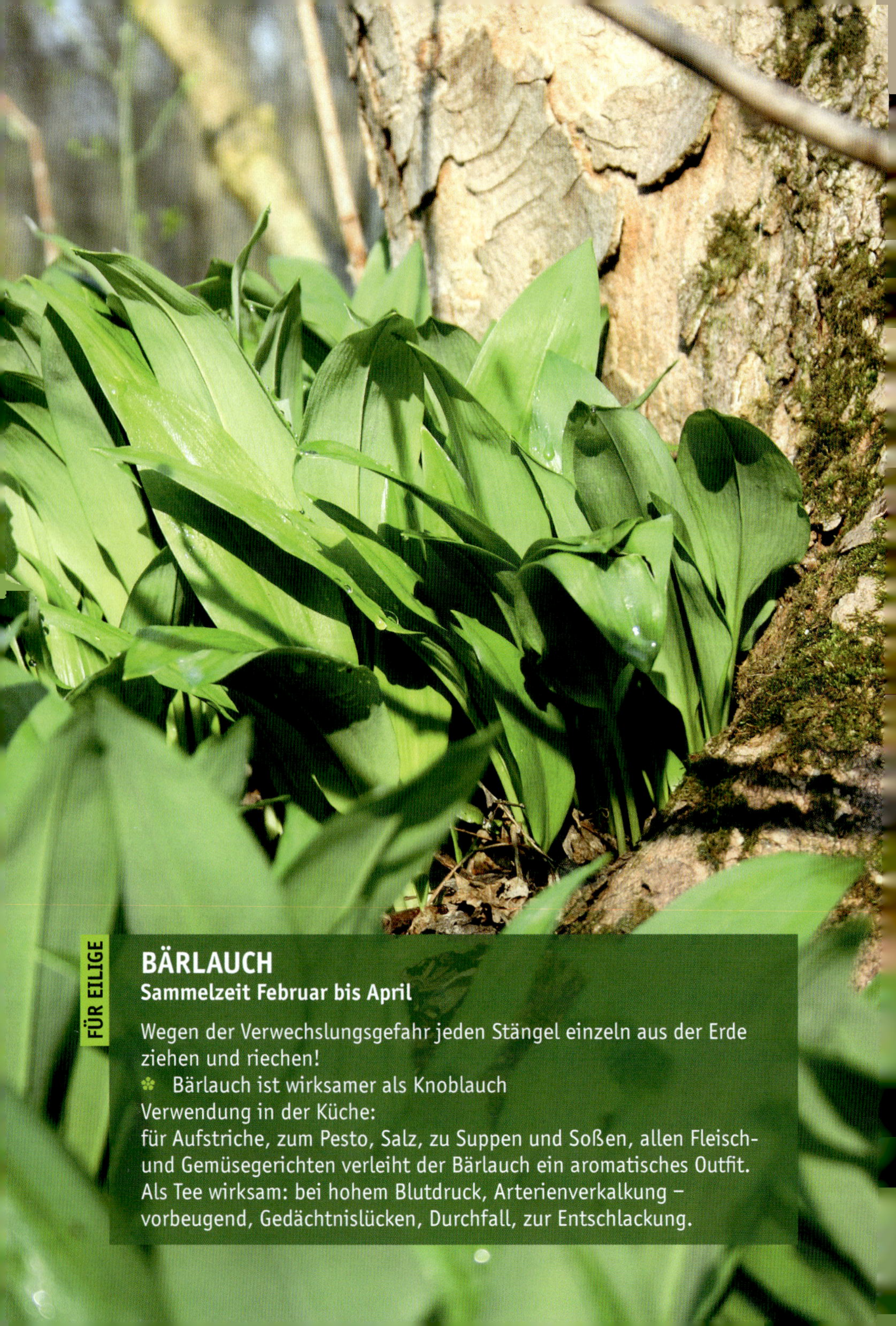

FÜR EILIGE

BÄRLAUCH

Sammelzeit Februar bis April

Wegen der Verwechslungsgefahr jeden Stängel einzeln aus der Erde ziehen und riechen!

- Bärlauch ist wirksamer als Knoblauch

Verwendung in der Küche:
für Aufstriche, zum Pesto, Salz, zu Suppen und Soßen, allen Fleisch- und Gemüsegerichten verleiht der Bärlauch ein aromatisches Outfit.
Als Tee wirksam: bei hohem Blutdruck, Arterienverkalkung – vorbeugend, Gedächtnislücken, Durchfall, zur Entschlackung.

Bärlauch

Volksname: Wilder Knofi

(Allium ursinum)

Wenn er so jung und zart aus der feuchten Erde am Waldrand schaut, ist er ein wahrer Genuss. Sie sollten jedes Blatt einzeln aus dem Boden ziehen können, dann ist der Bärlauch nicht mit der Herbstzeitlosen oder dem Maiglöckchen zu verwechseln. Seinem verführerischen Duft sollten Sie unbedingt widerstehen, wenn noch ein Date am Programm steht. Aber auch dazu hätte ich einen rettenden Tipp: Sie genehmigen sich einen Esslöffel Milch und die Knoblauchfahne ist weg.

Die Freude Ihres Gaumens über den ersten frischen Bärlauch am Butterbrot im Februar ist gewiss. Sicher kennen Sie manche geheimen Plätze, wo der Bärlauch schon sehr frühzeitig aus der Erde sprießt. Zu diesem Zeitpunkt freut sich der Körper besonders über dieses Geschenk der Natur.

Im Frühling entledigt sich alles rundherum der Winterschlacken, die Vogelwelt, die Pflanzen, die Tiere und der Mensch. Der sogenannten Frühjahrsmüdigkeit wird zu Leibe gerückt. Die gewaltigen Heilkräfte des Bärlauchs reinigen unseren Körper und so erleben wir die kräftige Sonne, das strahlende Licht und die angenehme Wärme des Frühlings in aufblühender Frische.

INHALTSSTOFFE

- Sehr viel Vitamin C
- Flavonoide
- Biokatalysatoren
- Magnesium
- Lauchöl
- Fructosane
- Eisen
- Mangan

INHALTSSTOFFE

Bärlauch hat den höchsten Gehalt an einem ätherischen Öl mit schwefelhaltiger Verbindung. Durch das Enzym Allünase werden die Schwefelverbindungen nach dem Sammeln zu Oligosulfiden und Ajoen (wirken Blutdruck senkend) gespalten. Medizinisch wird Bärlauch als ACE-Hemmer gesehen und kann dadurch mithelfen, dass die Blutplättchen sich weniger verklumpen. Somit ist Bärlauch ein beachtenswertes Gewächs zum Vorbeugen von Herzinfarkt und Schlaganfall.

Sammelzeit

Bereits ab **Februar und bis zum April** hole ich mir die frischen grünen Blätter von den Bachrändern, leicht feuchten, schattigen Hängen und humusreichen Waldrändern. Achten Sie beim Sammeln darauf, dass die Blätter lindgrün, weich und elliptisch sind. Nie paarige dunkelgrüne Blätter sammeln, dabei handelt es sich um das giftige Maiglöckchen, das auch schon im April zu finden ist. Ziehen sie nur einzeln gestielte Blätter heraus und atmen Sie das wunderbar duftende Lauchöl ein. Die tödlich giftigen Herbstzeitlose-Blätter ähneln dem Bärlauch, stehen aber rosettenartig wie ineinander verschachtelte Blätter um einen dicken Stängel. Wenn ich einmal zu viel Bärlauch gepflückt habe, schlage ich ihn zu Hause in eine Klarsichtfolie ein und lege ihn in den Kühlschrank. So hält sich der Bärlauch noch 2–3 Tage frisch.

Verwendung in der Küche

Der Körper nimmt die meisten Inhaltsstoffe auf, wenn wir die Blätter frisch verzehren. Der Bärlauch verliert beim Einfrieren oder Trocknen sehr viel von seiner Wirkung, deshalb verarbeite ich den Bärlauch am liebsten als Pesto. So ist er länger haltbar und seine Wirkstoffe gehen nicht verloren.

- Zum Verfeinern aller Rohkostgerichte und Aufstriche (siehe Rezeptteil)
- Für Pesto (siehe Rezeptteil)
- Bei allen Salaten zum Beimischen. Größere Mengen von Bärlauch lassen sich leicht im Kartoffelsalat verarbeiten.

Für Speisen:

- Köstliche Bärlauch-Käse-Laibchen (siehe Rezeptteil unter „Wilde“ Käselaibchen)
- Bärlauch-Kartoffel-Gratin (siehe Rezeptteil)
- Bärlauch-Nudeln (siehe Rezeptteil)
- Bärlauch-Topfen-Nockerl (siehe Rezeptteil)

Bärlauch als Heilkraut

An oberster Stelle steht der Genuss des frischen Blattes. Was gibt es Köstlicheres?! Medizinisch gesehen ist vor allem die Verwendung bei Magen- und Darmstörungen, Appetitlosigkeit und Schwächezuständen von Bedeutung.
So berichtet es auch Pfarrer Künzle: *Wohl kein Kraut der Erde ist so wirksam zur Reinigung von Magen, Darm und Blut wie der schmackhafte Bärlauch.*

Ich setze ihn auch als blutdrucksenkendes Mittel ein. Sehr zu empfehlen ist Bärlauch zum Ausleiten von Schwermetallen (wie z. B. Zahnamalgam-Füllungen) aus dem Körper. Die gewaltigen Heilkräfte schlummern im Blatt und in der Knolle (ab Juni). Zur Anregung von Leber und Galle ist Bärlauch ein idealer Bestandteil der Frühlingskur. In allen meinen Entschlackungstees ist er enthalten, um der Arterienverkalkung vorzubeugen, verzehre ich oft gleich nochmals eine Portion.

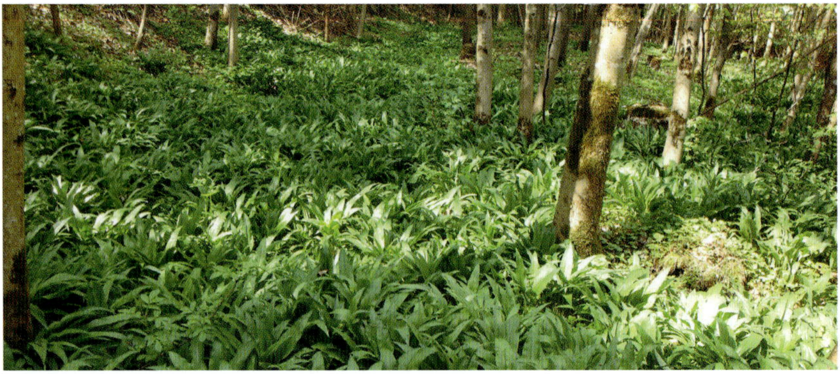

FRISCHPRESSSAFT

Ich hole zwei Handvoll frische Blätter und entsafte sie in einer normalen Haushaltszentrifuge. Den gewonnenen Saft können Sie mit Buttermilch oder Kürbiskernöl verfeinern. Die entsaftete Menge ist nicht viel, aber gehaltvoll.

BÄRLAUCHGEIST

Die zerkleinerten Blätter oder Zwiebeln bis zum Hals in eine dunkle Flasche stecken und mit einem guten Korn übergießen. Ich stelle das Gefäß 14 Tage an einen sonnigen, warmen Platz. Danach trinke ich dreimal täglich 15 Tropfen mit etwas Wasser verdünnt.

ABSUD

10 g zerkleinerte Bärlauchblätter oder zerdrückte Knoblauchzwiebeln auf 200 ml Wasser ½ Stunde köcheln lassen. 3 EL täglich trinken.

TIPP!

Holen Sie sich einige Knöllchen in den Garten und setzen Sie sie an einem feuchten Platz ein.
Die Blüte stecke ich zur Dekoration in die Essigflasche.

(Große) Brennnessel

(Urtica dioica)

Sie wächst von der Spitze bis zu den Wurzeln nur zu unserem Segen. Falls Sie die Pflanze noch Unkraut nennen, würde ich mich freuen, wenn Sie Ihre Meinung am Ende meines Lobgesanges auf die Brennnessel geändert haben.

Ihre spröden Brennhaare, die an den Rändern der Blätter sitzen, spritzen bei leichtester Berührung wie Nadeln Toxalbumine, Histamine und Ameisensäure unter unsere Haut. Gerade diese Reizflüssigkeiten bilden den großen Wert dieser Pflanze. Ich pflücke sie aber trotzdem mit bloßen Händen und knicke dabei zart den Stiel von unten ab. Man muss nur darauf achten, die Blätter nicht von oben zu berühren.

INHALTSSTOFFE

- Besonders viel Eisen und Magnesium
- Vitamin A + C
- Kalzium
- Histamine
- Lezithin
- Eiweiß

Die Substanz Sekretin ist ein besonders wirksames Reizmittel für die Verdauungsdrüsen von Leber, Magen, Darm und der Gallenblase.

Sammelzeit

Brennnesselblätter sollten bis zur Sommersonnenwende für den Wintervorrat getrocknet sein. Manchmal hänge ich die gesamte Rute ohne

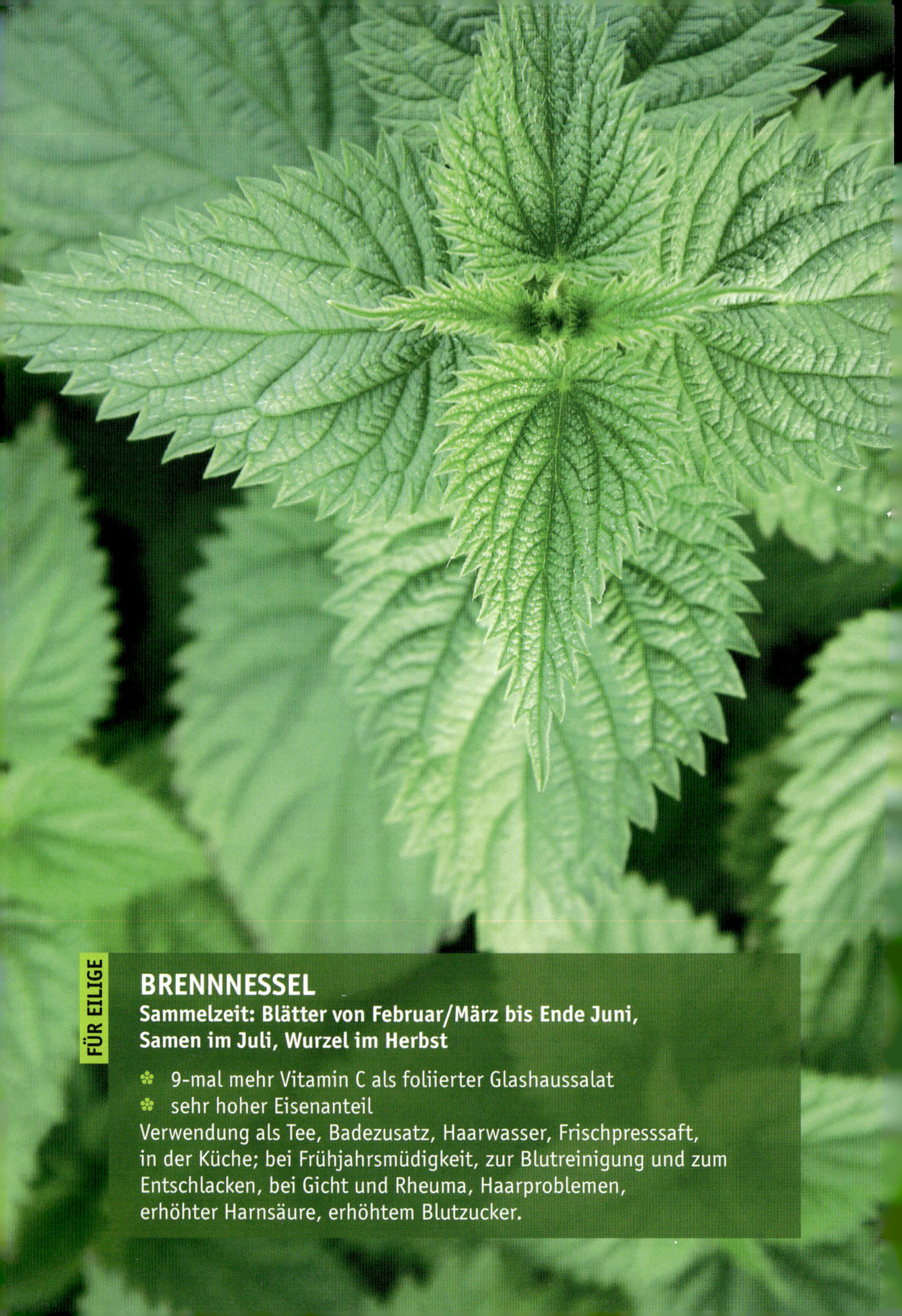

FÜR EILIGE

BRENNNESSEL

Sammelzeit: Blätter von Februar/März bis Ende Juni, Samen im Juli, Wurzel im Herbst

- 9-mal mehr Vitamin C als foliierter Glashaussalat
- sehr hoher Eisenanteil

Verwendung als Tee, Badezusatz, Haarwasser, Frischpresssaft, in der Küche; bei Frühjahrsmüdigkeit, zur Blutreinigung und zum Entschlacken, bei Gicht und Rheuma, Haarproblemen, erhöhter Harnsäure, erhöhtem Blutzucker.

Wurzeln im Dachboden auf oder ich trockne nur die Blätter an der Luft im Schatten bis max. 35°C.
Brennnesselsamen sind ab der Blütezeit zu sammeln, die Brennnesselwurzeln werden erst im Herbst ausgegraben und bei 40°C im Ofen getrocknet.

Verwendung in der Küche

Die jungen Brennnesselblätter reibe ich in einem Geschirrtuch ab und somit braucht keiner Angst zu haben, dass sie ihn beim Zubereiten oder Essen „beißen".

Gekochte Brennnesselblätter brennen natürlich nicht mehr. Sie schmecken weich und zart, besonders im Spinat. Rheumakranke sollten den Brennnesselspinat dem normalen Spinat vorziehen.

- Marinade (siehe Rezeptteil)
- Brennnesselsuppe mit Speckchips (siehe Rezeptteil)
- Wildkräutersuppe (siehe Rezeptteil)
- Käselaibchen, Kräuteromeletten (siehe Rezeptteil)
- Kräutersalz (siehe Rezeptteil)

Glashausgemüse und Vitaminpillen verhindern zwar ein Ausbrechen akuter skorbutischer Syndrome, aber die Vitalität und Kraft, die dem frischen Grün innewohnt, besitzen sie dennoch nicht.
Klein geschnittene frische Brennnesselblätter schmecken vorzüglich im Topfen und anderen Aufstrichen und Salaten.

Besondere Highlights sind im Backteig frittierte Brennnesselblätter (Brennnesselchips) (siehe Rezeptteil) oder frische Brennnesselblätter auf dem Kartoffelpüree kurz überbacken. Klein gehackte Brennnesselblätter im Kartoffelsalat schmecken besonders gut und sind sehr eisenhaltig.

Verwendung als Heilkraut

Pfarrer Künzle schrieb: Hätte die Brennnessel keine Stacheln, wäre sie schon längst ausgerottet worden, so vielseitig sind ihre Tugenden. Unsere Vorfahren ehrten sie sehr, aber auch die Inder und Tibetaner bezeichnen sie als heilige Pflanze.

Bei bleiernen Beinen und Frühjahrsmüdigkeit empfiehlt sich eine Brennnesselkur.
Sie soll „verdorbene Körpersäfte“ und „schlechte Homore (Humor)“ reinigen und ins Gleichgewicht bringen. Im Winter sammelt sich viel „schwarze Galle“ an. Wie sich die Erde im Frühling verjüngt, so soll auch der Mensch seine Säfte mit Hilfe der grünen Vegetation in Bewegung bringen. Da die Frühlingskräuter, vor allem die Brennnessel und der Löwenzahn, Harn und Schweiß treiben und den Schleim aus der Lunge lösen, gelten sie als ideales Mittel. In alten Büchern steht, dass der gute Humor nach der Entschlackung wieder Einzug hält.

Meine große Lehrmeisterin Maria Treben schrieb: Niemals kann sich Bösartiges bilden, wenn wir die gute Brennnessel nicht nur ehren, sondern auch in regelmäßigen Abständen in einer 3-Wochen-Kur ihre wunderbare Kraft in Form von Tee, schluckweise 3 Tassen täglich, uns zuführen (zur Brennnessel-Tee-Kur siehe auch: Gesundheit aus der Apotheke Gottes, 89. Auflage 2009, Seite 21).

TEE

1 TL frische oder getrocknete Blätter mit 1/4 l kochendem Wasser überbrühen und 3 Min. ziehen lassen. Er wirkt tonisierend auf Leber

und Galle, blutreinigend und entschlackend. Bei Zuckerkranken wirkt er blutzuckersenkend. Bei allen Erkrankungen der Harnwege ist der Brennnesseltee sehr zu empfehlen. Durch seine blutreinigende Wirkung und Ausschwemmung der Harnstoffe wirkt er lindernd bei Rheuma- und Gichtbeschwerden.

BAD/ABSUD

2 Handvoll frische oder getrocknete Blätter mit 1 l kochendem Wasser 10 Min. überbrühen und danach den Sud ins Badewasser geben. Der Absud kann auch als Kompresse aufgelegt werden. Er wirkt bei Ekzemen und unreiner Haut. Der Absud kann auch aus getrockneten Wurzeln zubereitet werden.

HAARWASSER

250 g gehackte Wurzeln in 1 l Wasser und 1/10 l Essig eine halbe Stunde kochen und 1 x pro Woche den Kopf damit einmassieren. Das Haarwasser wirkt neutralisierend bei fetten, schuppigen und brüchigen Haaren.

TINKTUR

6 g frische Brennnesselblätter in ein dunkles Glas geben, mit 200 ml 70%igem Alkohol übergießen, 4 Wochen lang in die Sonne stellen und danach abseihen. Danach gut verschlossen aufbewahren. Zur Anwendung nur tropfenweise und verdünnt mit Wasser verwenden.

BRENNNESSELSAMEN

Geheimrezept für Frauen vom großen Kräuterkundigen Otto Brunfels (1489–1534):

Nesselsamen, 3 Wochen in süßem Wein angesetzt, lindern Geburtswehen. Aber jetzt kommt es noch besser. Dieses Gebräu öffnet die verstopfte Gebärmutter und macht „Begierde nach Unkeuschheit". In manchen Klöstern wurde es verboten. Auch Nesselbier wurde vor einigen Jahrhunderten hergestellt. In der Blütezeit der Brennnessel haben die Blätter eine geringere Wirkung, deshalb verwende ich die Samen in den Sommermonaten. Diese enthalten Mineralien, Vitamine und Phytohormone. Sehr beeindruckt bin ich von der Ebenbürtigkeit der Brennnesselsamen mit dem teuren Ginseng aus Korea.

FRISCHPRESSSAFT

Frische Brennnesselblätter, in einer Saftzentrifuge entsaftet, ergibt ein hochprozentiges Eisentonikum. Für Frauen, die oft an Eisenmangel leiden, ist dies sehr zu empfehlen.

BRENNNESSELRUTE

Ein Lieblingsthema von mir bei den Kräuterwanderungen ist die Brennnesselrute. Ob sie starke Verspannungen im Schulterbereich haben oder ein steifes Knie, Gicht- und Rheumaschmerzen oder Ihnen die Manneskraft abhanden gekommen ist, da wirkt die Brennnesselrute durch die sanft schlagende Berührung. Die Durchblutung wird sehr stark angeregt und dadurch kommt es zu einem besseren Energiefluss in den betroffenen Stellen.

Achtung!

Bei Herz- und Nierenleiden, die mit Ödemen einhergehen, soll die Brennnessel sehr sparsam angewendet werden.

TIPP!

Ein Rendezvous mit den brennenden Nesselhaaren ist schmerzhaft, aber der frische Saft des zerriebenen Spitzwegerichblattes lindert die Schmerzen sofort.

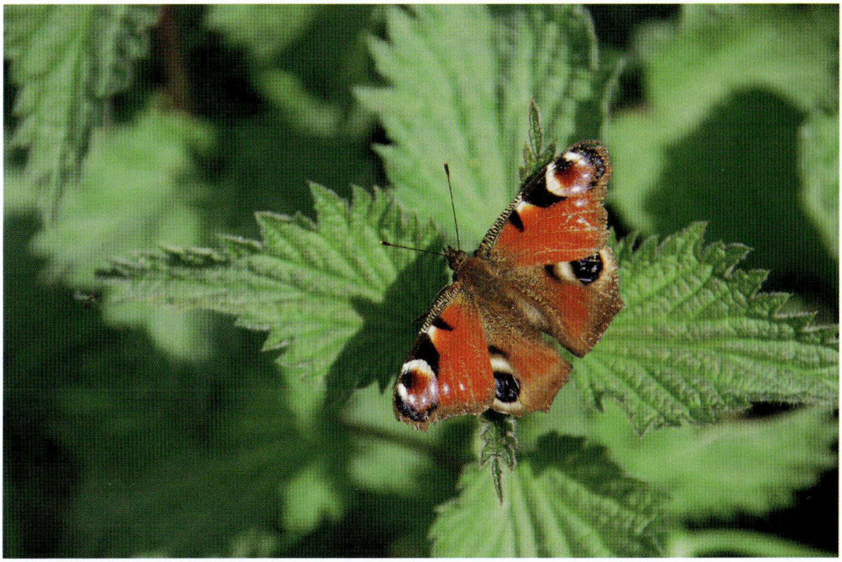

© Lee Myers · iStockphoto.com

Tiere

Verfüttern Sie an Ihre Legehennen getrocknete Brennnesselblätter. Sie werden den „orangensten" Dotter als Lohn bekommen. Brennnesselabsud können sie bei allen Ihren Tieren mit Durchfallerkrankungen und Rheumabeschwerden verwenden.

Wenn Sie die Schönheit der Schmetterlinge in Ihrem Garten erleben möchten, so lassen sie einige Brennnesselstauden wachsen. Der Admiral und das Tagpfauenauge werden sich als Raupe davon sättigen und Sie mit Ihrem Spiel in der Sonne belohnen.

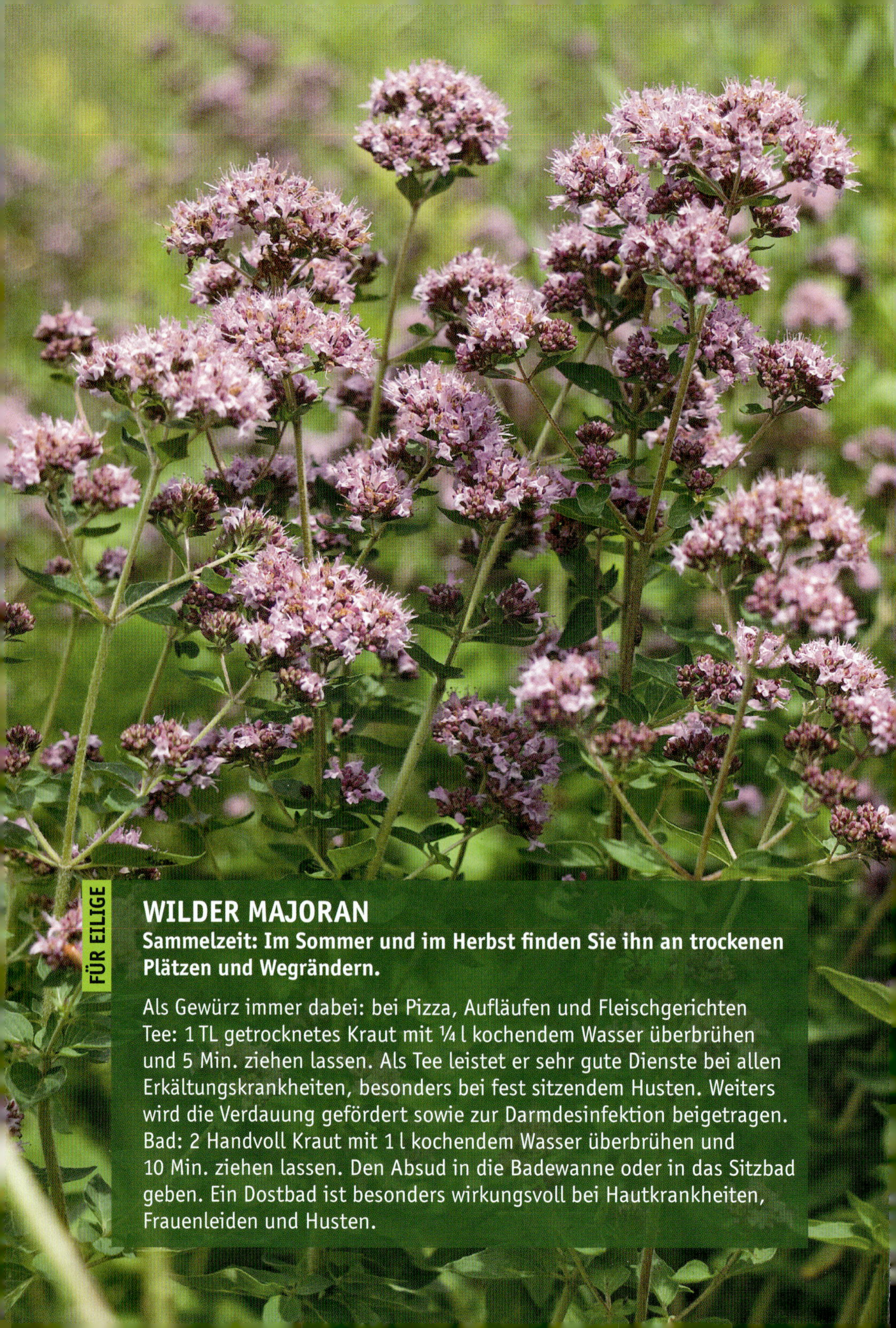

FÜR EILIGE

WILDER MAJORAN

Sammelzeit: Im Sommer und im Herbst finden Sie ihn an trockenen Plätzen und Wegrändern.

Als Gewürz immer dabei: bei Pizza, Aufläufen und Fleischgerichten
Tee: 1 TL getrocknetes Kraut mit ¼ l kochendem Wasser überbrühen und 5 Min. ziehen lassen. Als Tee leistet er sehr gute Dienste bei allen Erkältungskrankheiten, besonders bei fest sitzendem Husten. Weiters wird die Verdauung gefördert sowie zur Darmdesinfektion beigetragen.
Bad: 2 Handvoll Kraut mit 1 l kochendem Wasser überbrühen und 10 Min. ziehen lassen. Den Absud in die Badewanne oder in das Sitzbad geben. Ein Dostbad ist besonders wirkungsvoll bei Hautkrankheiten, Frauenleiden und Husten.

Dost

Volksmund: Wilder Majoran

(Origanum vulgare)

Beim Walken im Juni entdecke ich bereits die ersten verführerisch-duftenden Dostblätter, die am Wegrand stehen.

INHALTSSTOFFE

- Gerbstoffe
- Bitterstoffe
- Ätherische Öle

Sammelzeit

Die ausdauernde Staude wird bis zu 50 cm hoch und blüht in allen rosa und lila Tönen.

Von Juli bis Ende August sammelt man das obere Drittel des blühenden Krautes. Getrocknet wird es an der Luft, bei bis zu 35°C im Schatten. (Damit die ätherischen Öle erhalten bleiben und auch noch sein Aroma verstärkt wird.)

Anwendung als Gewürz

Sein verführerischer Geschmack veredelt Ihre Pizza und gehört bei allen italienischen Gerichten, Eintöpfen und Soßenfleischgerichten dazu. Dost gibt dem Gericht die aromatisch südländische Note. Der Verdauungsprozess und die Fettverbrennung werden positiv beeinflusst.

Er schmeckt ähnlich wie Oregano und wird auch so verwendet (siehe Mittelmeerküche).

- Überbackene Erdäpfel-Kräutermarinade (siehe Rezeptteil)
- Kräuterrahmschnitzel (siehe Rezeptteil)
- Soßen und Aufläufe (siehe Rezeptteil)
- Nicht zu vergessen:
  Dost ist ein wichtiger Bestandteil im Kräutersalz.

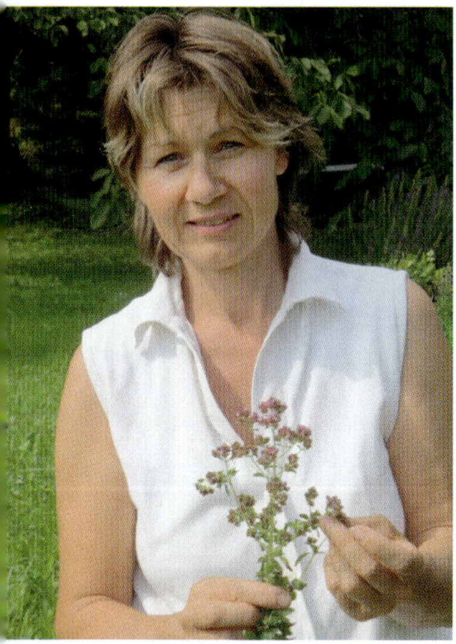

Anwendung als Heilkraut

Sehr gerne verwende ich es bei Erkrankungen im Magen- und Darmtrakt und zur Desinfektion des Verdauungsapparates. Der hohe Gerbstoffanteil wirkt bei Durchfall, Gärungserscheinungen und Blähungen.

Eine wichtige Rolle hat der Dost im Hustentee inne (ähnliche Wirkung wie Quendel).

HUSTENTEE

Einen gehäuften TL Dostkraut mit 1/4 l kochendem Wasser überbrühen und nach 5 Min. abseihen. Diesen Tee sollten Sie mit Honig süßen und gut warm schluckweise trinken. Ungesüßt nehmen Sie diesen hilfreichen Tee zur Desinfektion des Verdauungstraktes ein und aktivieren damit die Verdauungssaftproduktion.

BADEZUSATZ

Eine Handvoll Kraut mit 1 l kochendem Wasser übergießen und 15 Min. ziehen lassen. Dann dem Badewasser hinzufügen. Das verwende ich bei allen Formen von Husten.

Frauenmantel

(Alchemilla vulgaris)

Nehmen Sie sich Zeit, diese schöne Pflanze mit Ihrer Aufmerksamkeit zu ehren.
Pfarrer Künzle schrieb: *Viel Unheil bliebe Frauen erspart, würden sie die Wirkstoffe dieser Pflanze achten und oft als Tee verwenden. Zwei Drittel aller Operationen bei Frauen,* schrieb er weiter, *seien zu vermeiden, wenn regelmäßig Frauenmanteltee getrunken würde. Die Wirkstoffe des Frauenmantels schätze ich schon seit meinen Jugendjahren.*

INHALTSSTOFFE

- Gerbstoffe
- Ätherisches Öl
- Bitterstoffe
- Flavonoide
- Reich an Tannin, das zusammenziehend wirkt.

Sammelzeit

Vom Frühsommer bis zum 8. September (der Tag, an dem die Wirkstoffe der Pflanzen sich langsam in die Wurzeln verlagern) hole ich mir die leicht gefalteten, saftig grünen, an der Unterseite silbrig glänzenden und leicht behaarten Blätter aus den Wiesen, trockenen Gräben und besonders gerne pflücke ich die Blätter auf Almen. In höheren Gegenden findet man auch den Silbermantel. Ich freue mich über den Fund und sammle ihn in kleinen Mengen.
Getrocknet wird der Frauenmantel an einer luftigen, schattigen Stelle. Zum Aufbewahren gebe ich die Blätter in dunkle Gläser oder Papiersäcke.

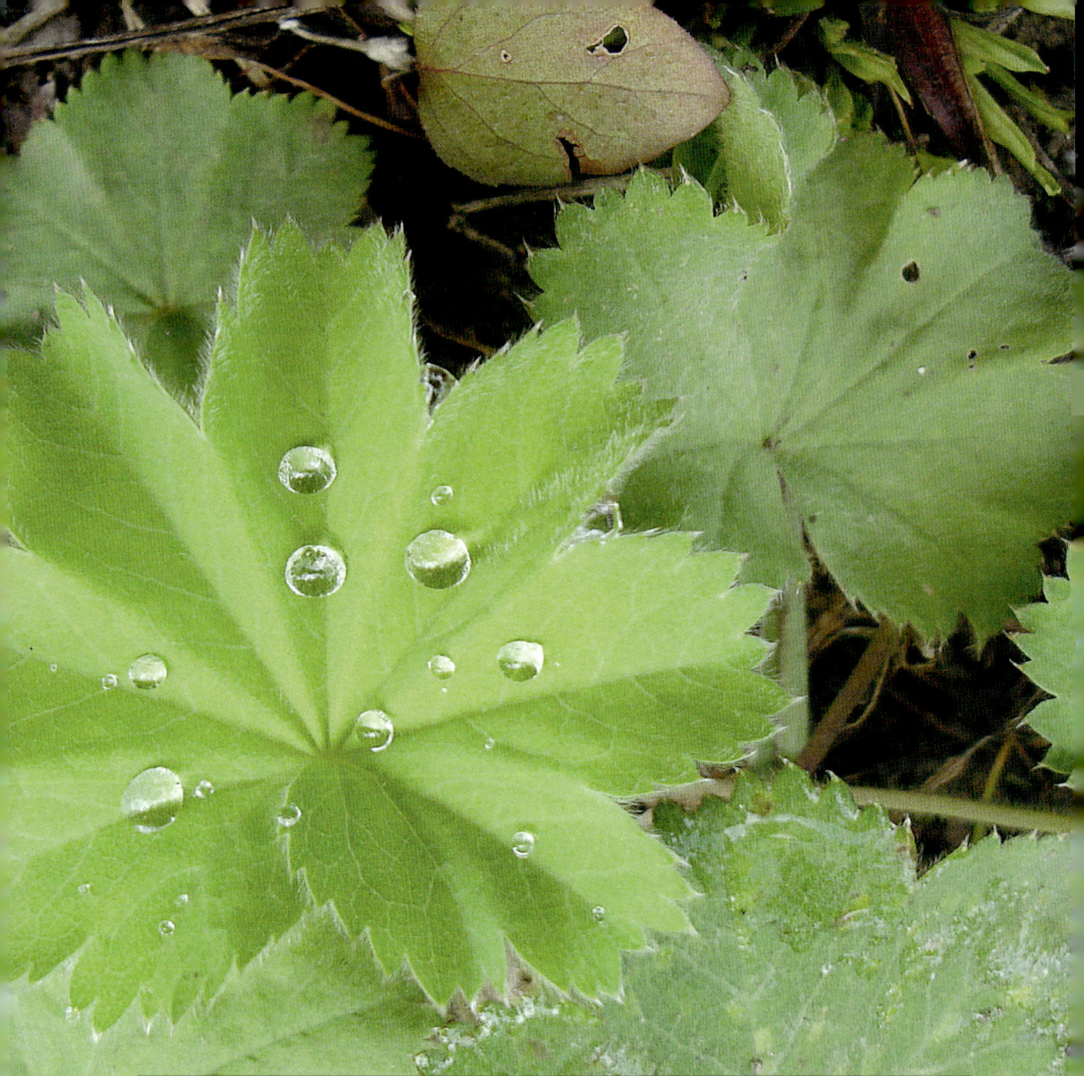

FÜR EILIGE

FRAUENMANTEL

Auf Ihren Sommer- und Herbstwanderungen sollten Sie auf leicht feuchten Hängen nach diesen auffällig gezähnten, saftig-grünen Blättern Ausschau halten.

Der zusammenziehende Wirkstoff Tannin lindert Krämpfe in allen Formen, ebenso Durchfall. Sehr wirksam in den Wechseljahren. Frauenmantel wirkt wundheilend, beruhigend, entzündungshemmend und narbenrückbildend. Anwendung als Tee und Badezusatz. Erfolgreich bei Fettleibigkeit: Falls ich etwas zu viel auf den Rippen habe, trinke ich den Tee mit 1 EL Schwedenbitter der letzten Originalrezeptur Maria Trebens.

Anwendung als Heilmittel von besonderer Bedeutung

In allen Frauenangelegenheiten ist der Frauenmantel wichtig.
Bei jungen Mädchen, die mit der Unregelmäßigkeit und Intensivität ihrer Tage Probleme haben, sind Erleichterungen schon nach kurzer Zeit möglich.
Ebenso sei allen Frauen bei Beschwerden in den Wechseljahren der Frauenmantel sehr empfohlen.
Kürzlich erzählte mir eine sehr betagte Dame, sie habe in der Kindheit eitrige Geschwülste und Wunden mit Frauenmantelauflage erfolgreich behandelt.

Der Tee wirkt zusammenziehend, bei Bauch- und Wadenkrämpfen und Durchfall von Schulkindern und Erwachsenen. Ebenso beruhigend, wundheilend, entzündungshemmend und narbenrückbildend. Jungen Mädchen mit unreiner Haut ist der Frauenmantel als Tee und Waschung zu raten. Weiters wirkt der Tee bei Fettleibigkeit, die Wirkung verstärke ich mit Schwedenbitter.

TEE UND AUFLAGE

Einen gehäuften Teelöffel Kraut mit 1/4 l kochendem Wasser überbrühen und 10 Min. ziehen lassen. Wenn Sie 3 Tassen täglich bis zu 3 Wochen trinken, können Sie sich über die Auswirkungen freuen.

Bei allen diesen Beschwerden ist der Frauenmantel auch als Badeabsud – 1 Handvoll Blätter mit 1/2 l kochendem Wasser überbrühen und 10 Min. ziehen lassen – zu verwenden.

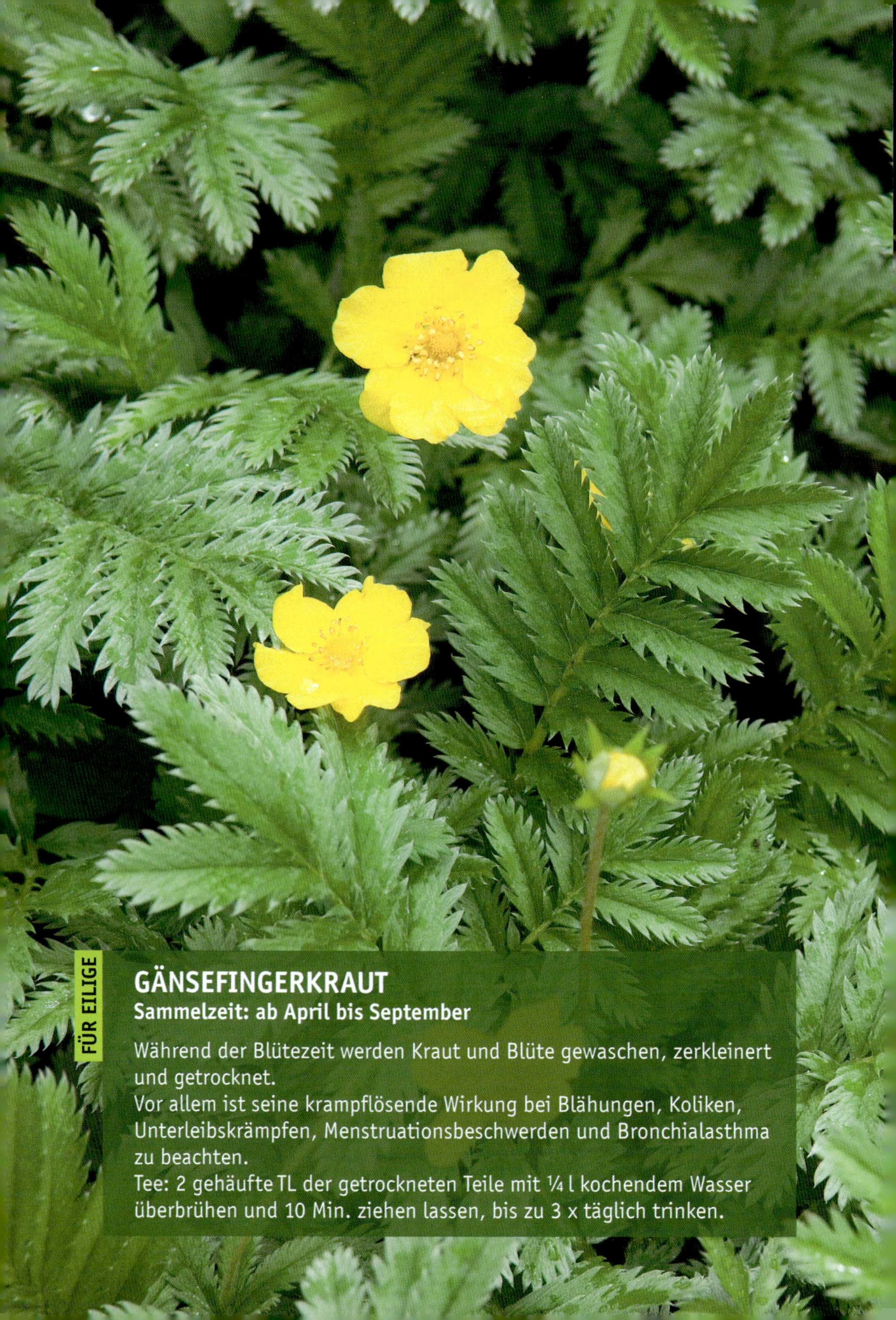

FÜR EILIGE

GÄNSEFINGERKRAUT

Sammelzeit: ab April bis September

Während der Blütezeit werden Kraut und Blüte gewaschen, zerkleinert und getrocknet.
Vor allem ist seine krampflösende Wirkung bei Blähungen, Koliken, Unterleibskrämpfen, Menstruationsbeschwerden und Bronchialasthma zu beachten.
Tee: 2 gehäufte TL der getrockneten Teile mit ¼ l kochendem Wasser überbrühen und 10 Min. ziehen lassen, bis zu 3 x täglich trinken.

Gänsefingerkraut

Volksmund: Krampfkraut

(Potentilla anserina)

Das Kräutchen kennen Sie sicher. Es ist ein sehr verbreitetes, kräftig grünes, kriechendes, gefiedertes Kraut. Die gelbe Blüte lässt sich ab Mai entdecken.

INHALTSSTOFFE

- Gerbstoffe
- Bitterstoffe
- Flavonoide

Sammelzeit

An sehr feuchten, tonigen Stellen, vornehmlich in Gräben und auf Wiesen, blüht es von Mai bis September. Zur Blütezeit sammelt man die Blätter und man sollte sie sehr rasch unter 45°C trocknen.

Anwendung in der Küche

Das junge, zarte Gänsefingerkraut lässt sich zur Dekoration, aber auch in Soßen, Suppen, Marinade für Grillfleisch, Aufstrichen und im Kräutersalz (siehe Rezeptteil) effektiv einsetzen.

Verwendung als Heilkraut

Zur Anwendung kommt es bei allen Anzeichen von Darmkoliken, Muskel-, Magen-, Unterleibs- und Wadenkrämpfen.

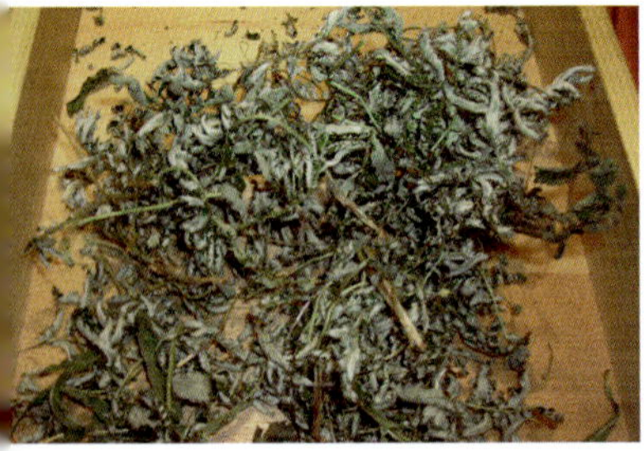

TEE

2 gehäufte TL Gänsefingerkraut mit 1/4 l kochendem Wasser übergießen und 10 Minuten ziehen lassen. Bis 3 Tassen möglichst heiß in kleinen Schlückchen trinken.

Bei Schulstress oder Schulangst haben Kinder oft Bauchkrämpfe mit krampfartigen Darmbeschwerden. Da verabreiche ich Gänsefingerkrauttee. Mein Topheilkraut bei Durchfall.

Tiere

Die Wiederkäuer suchen sich ganz selbstständig das Gänsefingerkraut bei allen diesen Beschwerden, ohne jemals Medizin studiert zu haben. Wenn Sie Ihrer Katze oder Ihrem Hund bei Bauchkrämpfen helfen wollen, mischen Sie getrocknetes Gänsefingerkraut unter das Futter oder geben Sie ihm den lauwarmen Tee zu trinken.

TIPP!

Die jungen zarten Blätter nehme ich gern zur Dekoration bei Aufstrich und Soßen und verfeinere damit auch jeden Salat. Natürlich verarbeite ich es vom Frühling bis zum Herbst getrocknet auch in meinem Wildkräutersalz.

Giersch

Volksname: Erdholler

(Aegopodium podagraria)

Erdholler wird als das typische Unkraut angesehen und gemeinsam entdecken wir die wahren Heilkräfte dieser pflegeleichten, fast zu jeder Jahreszeit verfügbaren Heilpflanze.

Ab heute lieben wir ihn, – das angeblich ärgste Unkraut aller Zeiten.
Ab heute essen wir ihn, – damit uns der hohe Eisengehalt gut tut.
Ab heute baden wir in ihm, – damit die Kieselsäure unsere Knochenschmerzen lindert.

Nicht zu glauben: Seine zarten noch gefalteten, hellgrünen Blätter sprießen sofort nach geschmolzener Schneedecke aus der Erde. Dort, wo Staudenbeete, Zäune, Hecken und Hütten stehen, lässt er sich freien Lauf. Jede Pflanze beschlagnahmt mit ihren weißen unterirdischen Ausläufern drei Quadratmeter Bodenfläche in einem Jahr. Er wächst überall. Selbst unsere liebevoll angepflanzten Blumen und Pflanzen überwuchert der Erdholler und er ist sehr mühsam zu jäten.
Aber nicht den Mut verlieren, ab jetzt wird es besser. Die Tagetes mag der Giersch nicht besonders, sie behindert seine Wuchsfreudigkeit und den Rest gibt's als Salat, Suppe und im Bad. Spaß beiseite. Ein recht schmackhaftes, schnell nachwachsendes Dauergemüse, das Sie wie Petersilie in allen Gerichten verwenden können und einen hervorragenden Geschmack hinterlässt. Beim Pflücken achten Sie bitte auf den dreieckigen Stiel, damit Sie kein anderes Doldengewächs erwischen.

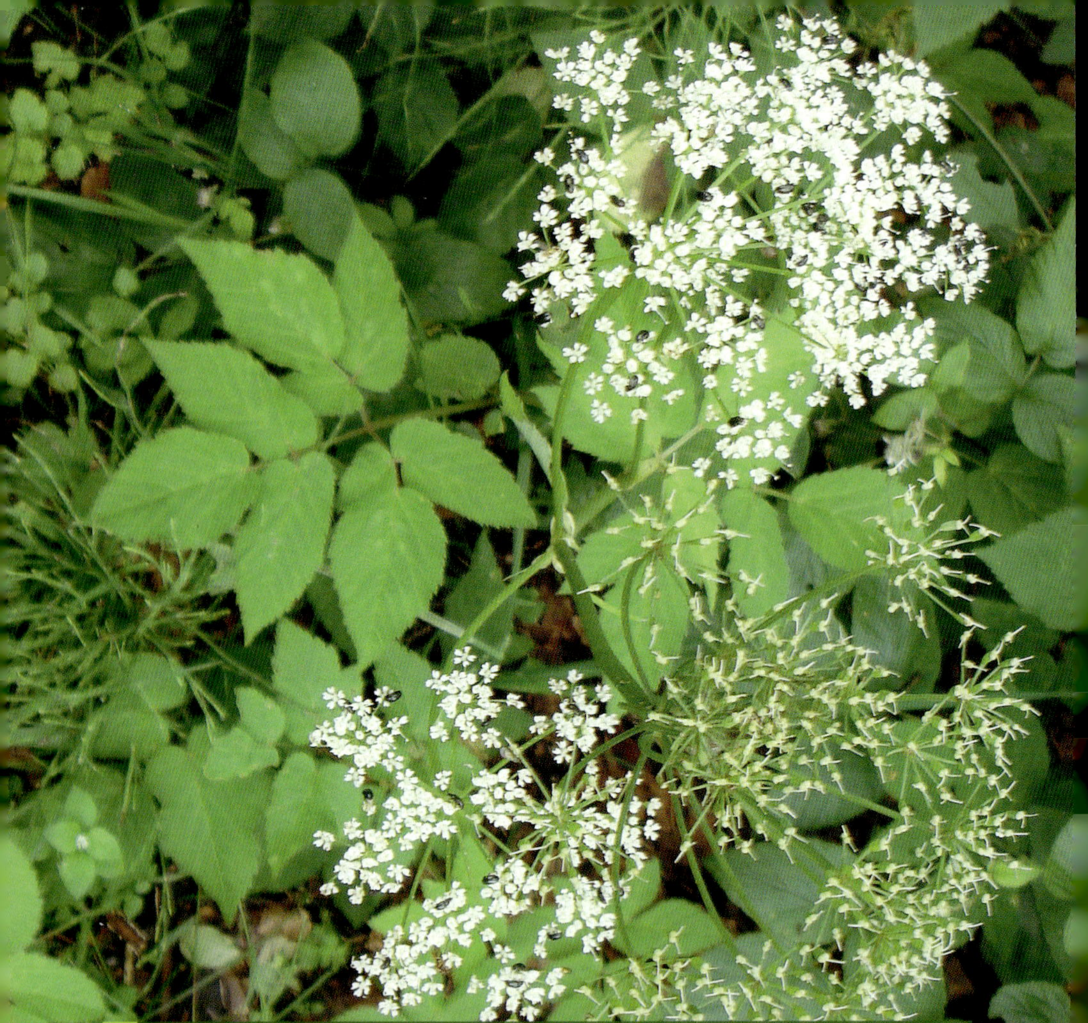

FÜR EILIGE

ERDHOLLER

Das ganze Jahr treiben diese köstlichen, frischen Blätter an allen unerwünschten Stellen (typisches Gartenunkraut) aus der Erde.

Kennzeichen: niedrige, kriechende Pflanze mit weißen, stark verzweigten Wurzeln, dreikantiger Stängel, zarter Hollerduft.
Nutzen Sie die enormen Heilkräfte des Erdhollers. Klein geschnitten, wie Petersilie verwendet, rundet er jeden Salat, Topfen oder Grillsoße mit seinem köstlichen Geschmack ab.
Die Inhaltsstoffe überzeugen: Vitamine (B1, B2, C, E), Kalium, Magnesium, Kupfer und besonders viel Eisen.
Besonders interessant ist der Erdholler für Personen mit Rheuma, Gicht, Haarausfall, bei Störung der Harnsäureausscheidung und Stoffwechselerkrankungen sowie Gelenksschmerzen.

INHALTSSTOFFE

100 g Gierschblätter enthalten:

- 1,66 mg Eisen
- 2,13 mg Mangan
- 3,90 mg Bor
- Kalium, Magnesium
- 1,99 mg Kupfer
- 1,68 mg Titan
- Vitamin B1, B2, C, E

Verwendung in der Küche

Die jungen frischen Blätter schmecken ähnlich wie Petersilie und werden auch so verwendet:

- Für Kräuterrahmbraten, Soßen, Aufstriche, Salate und Marinaden (siehe Rezeptteil)
- Suppen, Eintopf und Omelette (siehe Rezeptteil)
- Pesto (siehe Rezeptteil)
- Kartoffelsalat schmeckt besonders gut mit viel klein geschnittenem Erdholler.

Verwendung der getrockneten Blätter: im Kräutersalzrezept.

Erdholler als Heilkraut

In den sehr alten Kräuterbüchern wird der Erdholler als GICHTHEILER angeführt. Von Mönchen aus früheren Zeiten wurde der Gichtheiler bewusst in den Klöstergärten angebaut. Auch Hildegard von Bingen lobpreist die enorme Heilkraft dieser unverwüstlichen Pflanze, die ein gesteigertes Wohlbefinden bewirkt. Der Erdholler hat nachweisliche Inhaltsstoffe, die tatsächlich abgelagerte Harnsäurekristalle aus den Gelenken schwemmen und erhöhte Harnsäurewerte im Blut senken. Früher kannte man 99 verschiedene Arten von Gicht, z. B. reißend, ziehend, kalt, still, stechend. Später stellte man sie als Stoffwechselkrankheit in den Raum, die durch vermehrte Bildung von Purinverbindungen und Störung des Harnausscheidevermögens gekennzeichnet war. Dann bekam sie die uns bekannten Namen: Arthritis, Rheuma, Hexenschuss und Krämpfe.

BADEZUSATZ

Ein sehr wirkungsvolles Rezept:
Eine Handvoll gedörrte Wurzeln mit 1 l Wasser 20 Min. überbrühen und ins Badewasser schütten. Es lindert die Knochenschmerzen, denn die Kieselsäure entfaltet ihre Wirkung.

UMSCHLAG

Das gestampfte Kraut und die Wurzeln auf die schmerzende Stelle auflegen und als Wickel fixieren.

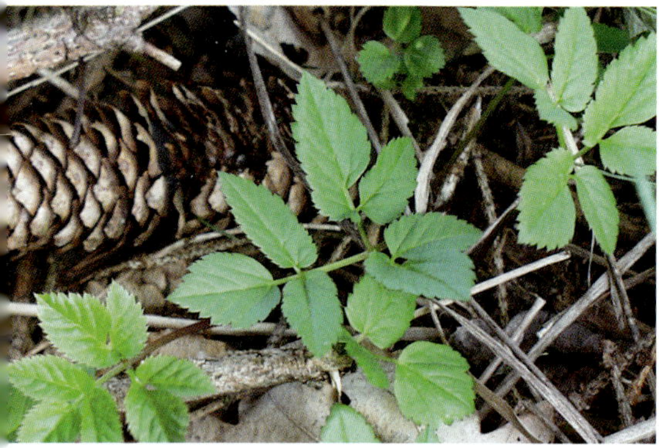

ENERGIEGETRÄNK BEI ÜBERSÄUERUNG

Eine Handvoll frische junge Blätter mit 3/4 l Wasser 1 Minute lang mit dem Mixstab pürieren. Den Saft durch ein Baumwolltuch filtern und gleich trinken. Der Trunk enthält die Kraft der ganzen Pflanze.

TIPP! Aufgrund dieser Argumente ist der Erdholler ab sofort täglich auf Ihrer Speisekarte!

Echte Goldrute

(Solidago virgaurea)

Schon im Mittelalter wurden ihre Heilkräfte zur Behandlung von Nierensteinen genützt. Die Goldrute ist ein bitteres, muskelentspannendes Kraut, das die Leber- und Nierentätigkeit anregt.
Seelische Unbefindlichkeiten werden über die Niere abreagiert. Goldrutentee hilft, diese Belastungen für die Nieren zu lindern. Schon der Anblick dieser harmonisch schönen Pflanze wirkt beruhigend und trostbringend in schweren Zeiten.

INHALTSSTOFFE

- Ätherisches Öl
- Gerbstoff
- Flavonoide
- Saponine
- Bitterstoffe

Sammelzeit und Sammelplatz

Man findet sie neben Forststraßen, auf trockenen Waldwiesen und Kahlschlägen.
Die echte Goldrute blüht traubenförmig rispig mit strahlend gelber Blüte. Zu pflücken ist der Blütenstand bis Ende August. Gebündelt zum Trocknen im Schatten aufhängen.

Anwendung als Heilmittel

Anregung des Stoffwechsels, gutes Mittel bei Leberleiden, Rheuma und Gicht, sowie bei Hauterkrankungen.
Laut BGA wird der Tee zum Durchspülen bei entzündlichen Erkran-

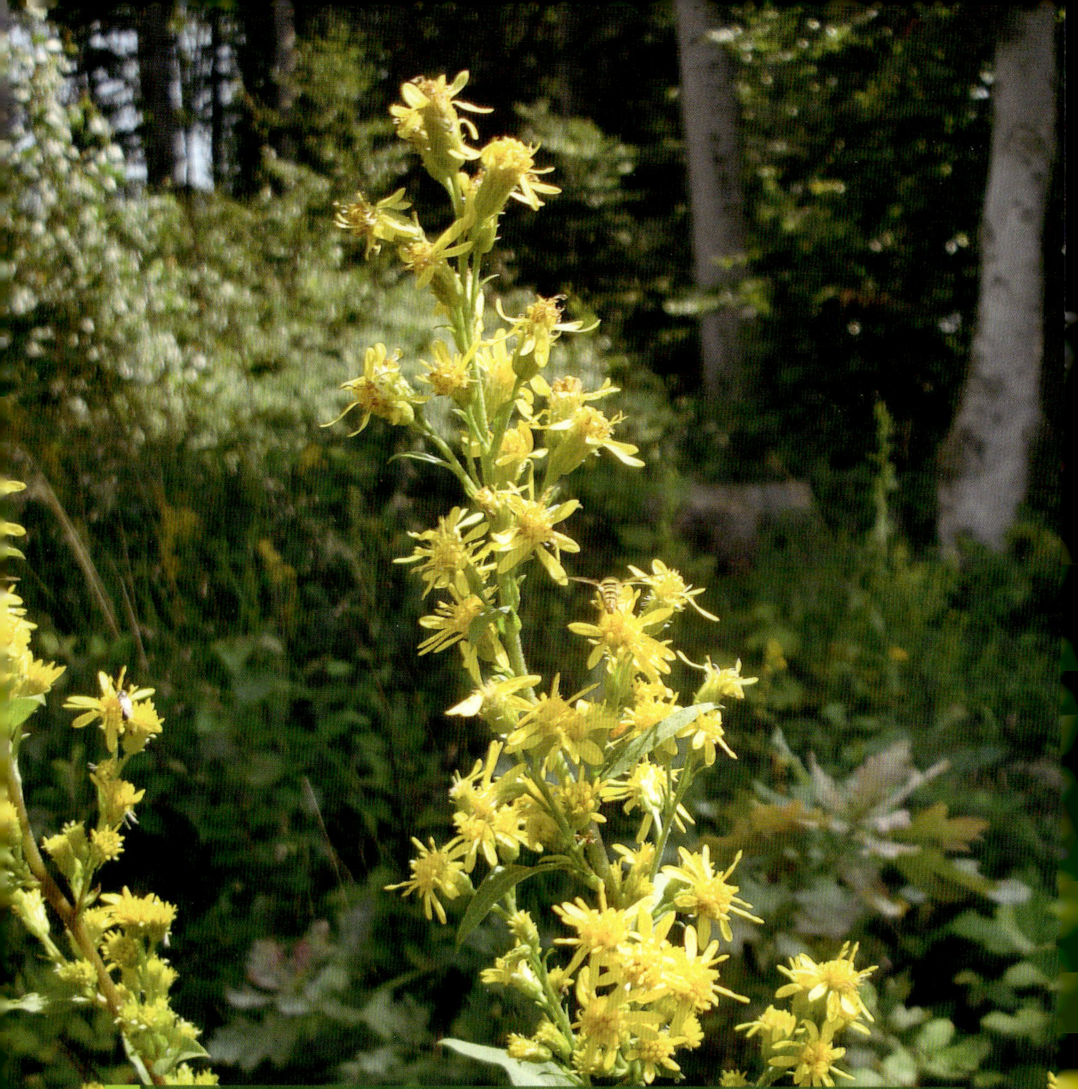

FÜR EILIGE

ECHTE GOLDRUTE

Sammelzeit: Juli bis Ende August

Man findet sie neben Forststraßen, auf trockenen Waldwiesen und Kahlschlägen. Die echte Goldrute blüht traubenförmig rispig mit strahlend gelber Blüte. Zu pflücken ist der Blütenstand.
Anregung des Stoffwechsels, gutes Mittel bei Nierenleiden, Rheuma und Gicht, sowie bei Hauterkrankungen. Laut BGA wird der Tee zur Spülung bei entzündlichen Erkrankungen der Harnwege empfohlen.
Tee: 2 TL mit ¼ l kochendem Wasser überbrühen und 10 Min. ziehen lassen. Der Tee ist nicht zu verwenden bei eingeschränkter Herz- und Nierentätigkeit.

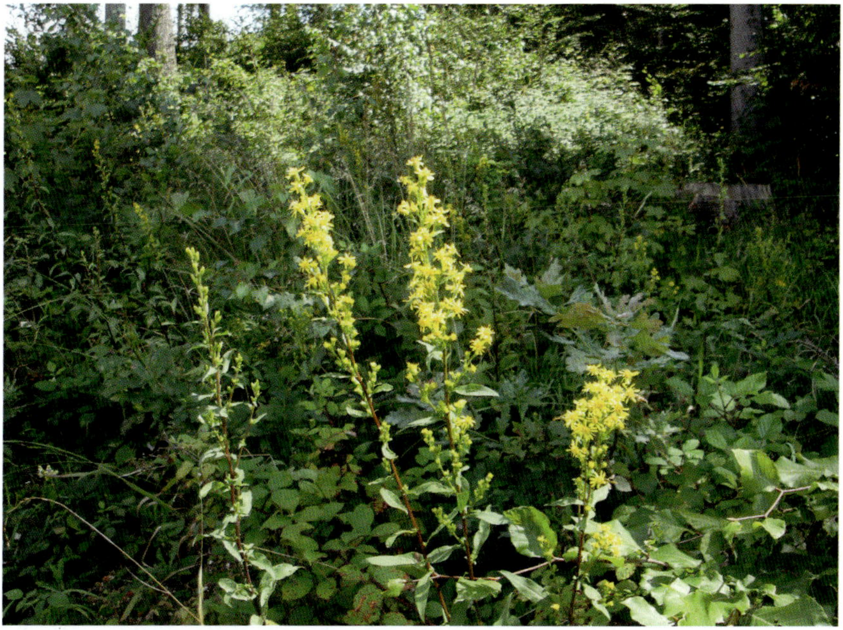

kungen der Harnwege (Harnsteine und Nierengrieß) empfohlen. Der bittere Tee wirkt bei Entzündungen im Urogenitaltrakt, bei Nierenbeckenentzündungen, bei Bettnässen, bei schmerzhafter Harnentleerung und bei Durchfall.

TEE

2 TL mit ¼ l kochendem Wasser überbrühen und 10 Min. ziehen lassen. Der Tee ist nicht zu verwenden bei eingeschränkter Herz- und Nierentätigkeit. Empfehlenswert ist es, 3 Tassen täglich zu trinken.

TIPP!

1 Messerspitze getrocknetes, pulverisiertes Goldrutenkraut in ⅛ l Weißwein einrühren, einen Tag ziehen lassen und dann genießen.

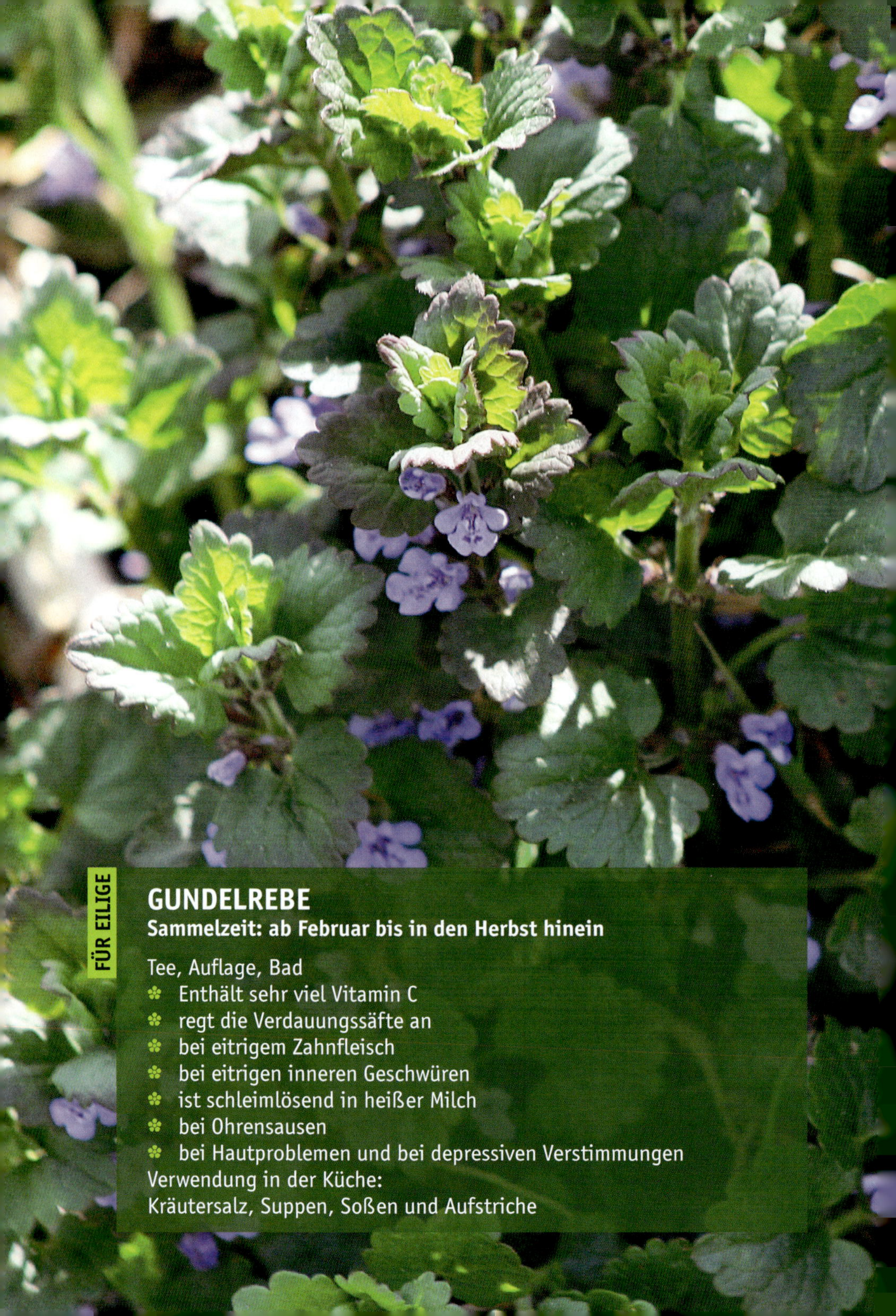

FÜR EILIGE

GUNDELREBE

Sammelzeit: ab Februar bis in den Herbst hinein

Tee, Auflage, Bad

- Enthält sehr viel Vitamin C
- regt die Verdauungssäfte an
- bei eitrigem Zahnfleisch
- bei eitrigen inneren Geschwüren
- ist schleimlösend in heißer Milch
- bei Ohrensausen
- bei Hautproblemen und bei depressiven Verstimmungen

Verwendung in der Küche:
Kräutersalz, Suppen, Soßen und Aufstriche

Gundelrebe

Volksname: Kriechender Efeu

(Glechoma hederacea)

Schon im Februar schiebt die Gundelrebe ihre zarten Blättchen aus der Erde und kriecht am Boden entlang.
Sie hat eine leichte Reizwirkung, welche die körperliche Aktivität fast aller Organe steigert. Deshalb verwende ich sie sehr gerne für meine Frühlingssalate zusammen mit allen meinen Lieblingskräutern (Löwenzahn, Brennnessel, Schafgarbenblatt, Vogelmiere, Gänseblümchen und Bärlauch).

INHALTSSTOFFE

- Schleimstoffe
- Saponine
- sehr viel Vitamin C
- Bitterstoffe

Verwendung in der Küche

Frische, klein geschnittene Blätter verwende ich für:

- Gebundene Suppen- und Suppengrundlage (siehe Rezeptteil)
- Kräutersoßen und Kräuterbraten (siehe Rezeptteil)
- Bei Gemüsebeilagen zum Bestreuen
- Fleischfüllungen
- Topfenaufstriche (siehe Rezeptteil)
- Eiergerichte
- Für Salate zum Bestreuen
- Kräutermarinade und Pesto (siehe Rezeptteil)

Getrocknete Blätter verarbeite ich im Kräutersalz.

Gundelrebe als Heilkraut

FRISCHPRESSSAFT

Eine Handvoll Blätter entsaften und täglich trinken. Sehr wirksam bei Hautproblemen.

TEE

2 TL getrocknetes Kraut mit 1/4 l kochendem Wasser übergießen und 15 Min. ziehen lassen. 2 x täglich 1 Tasse getrunken, hilft bei Appetitlosigkeit, Magenverstimmung, aber auch bei Leberleiden. Hildegard von Bingen hat die Anwendung als Tee auch bei Ohrenklingen, das durch Schleimansammlung im Mittelohr entstanden ist, und bei verschleimten Lungen empfohlen.

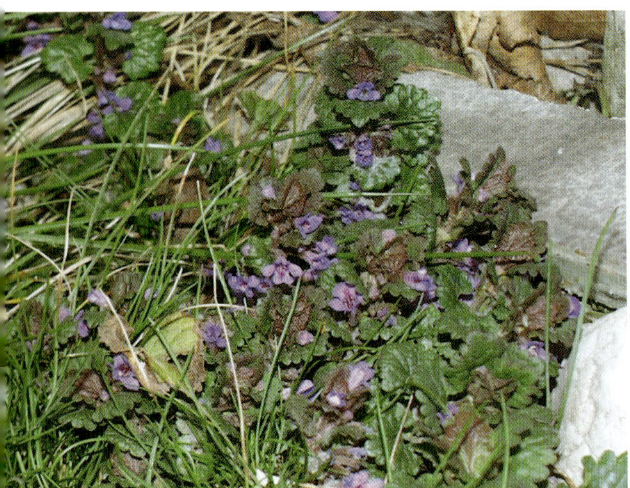

BADEZUSATZ ODER ABSUD

50 g zerkleinerte Pflanzen mit 2 l Wasser überbrühen und 15 Min. ziehen lassen. Den Badezusatz verwende ich bei schlecht heilenden Wunden. Es wirkt auch schmerzlindernd bei Neuralgien, Ischias, Gicht und Zahnschmerzen.

Hirtentäschel

Volksmund: Hirtentascherl

(Capsella bursa-pastoris)

Das ganze Jahr über, sobald die frostige Zeit durch die Frühlingssonne abgelöst wird, sprießen die Stängel mit den dreieckigen Täschchen hervor.

In Wiesen und auf frisch geackerten Feldern finden wir diesen Kräuterschatz der Frauenheilkunde.

INHALTSSTOFFE

- Cholin
- Kalium
- Peptid

Sammelzeit

Gesammelt wird das ganze Kraut zwischen April und September. Zum Trocknen an einem luftigen, schattigen Ort aufhängen.

Anwendung als Heilkraut

Das Peptid hat eine blutstillende Wirkung und deshalb wird es in der Frauenheilkunde bei zu starker Monatsblutung verwendet. Als Geheimtipp gilt: Bei Muskelschwund, wenn andere Methoden nicht mehr helfen, das Hirtentascherl als Tinktur und Tee verwenden. Bei Leistenbruch und Bluthochdruck sollte es nicht verwendet werden.

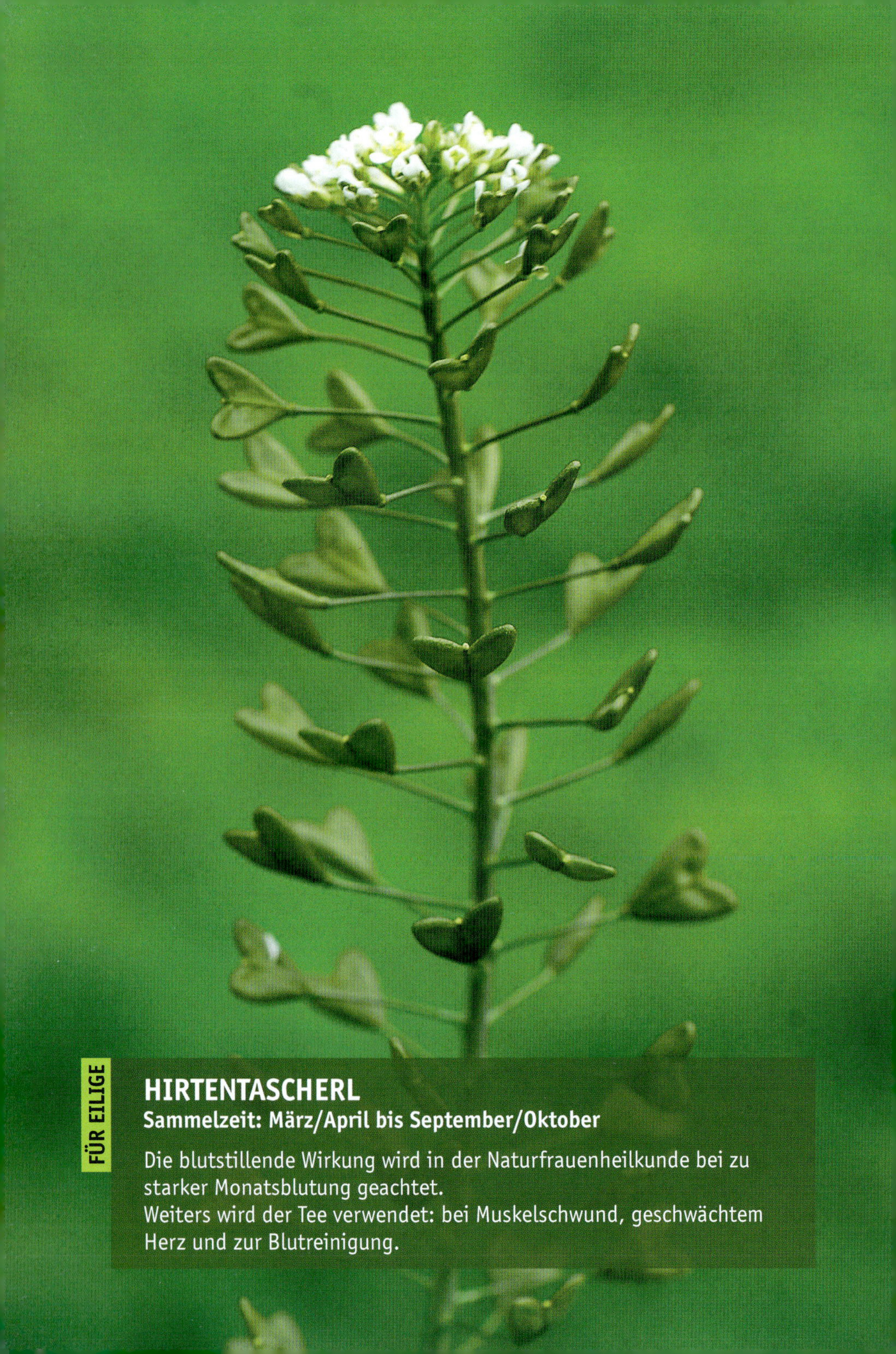

FÜR EILIGE

HIRTENTASCHERL

Sammelzeit: März/April bis September/Oktober

Die blutstillende Wirkung wird in der Naturfrauenheilkunde bei zu starker Monatsblutung geachtet.
Weiters wird der Tee verwendet: bei Muskelschwund, geschwächtem Herz und zur Blutreinigung.

TEE

1 g getrocknetes oder 4 g frisches Kraut mit ¼ l kochendem Wasser überbrühen und 10 Min. ziehen lassen.
Der Tee ist auch als Kompresse anzuwenden.

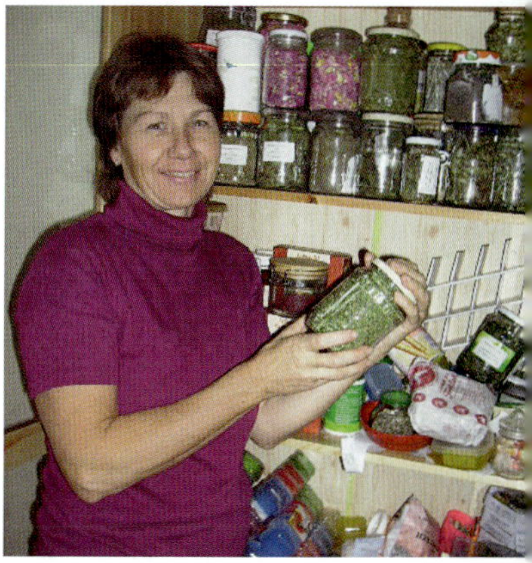

TINKTUR

Das klein geschnittene Kraut wird 10 Tage in Alkohol angesetzt. Dazu brauchen Sie 4 TL Kraut auf 100 ml Alkohol.

Verwendung in der Küche

Die zarten, jungen Blätter und weichen Triebe eignen sich zum Dämpfen für Gemüse und als würzige Salatbeilage. Der kresseartige Geschmack entfaltet sich sehr gut in Nussöl und erinnert an Rucola. 100 g Blätter enthalten 177 mg Vitamin C.

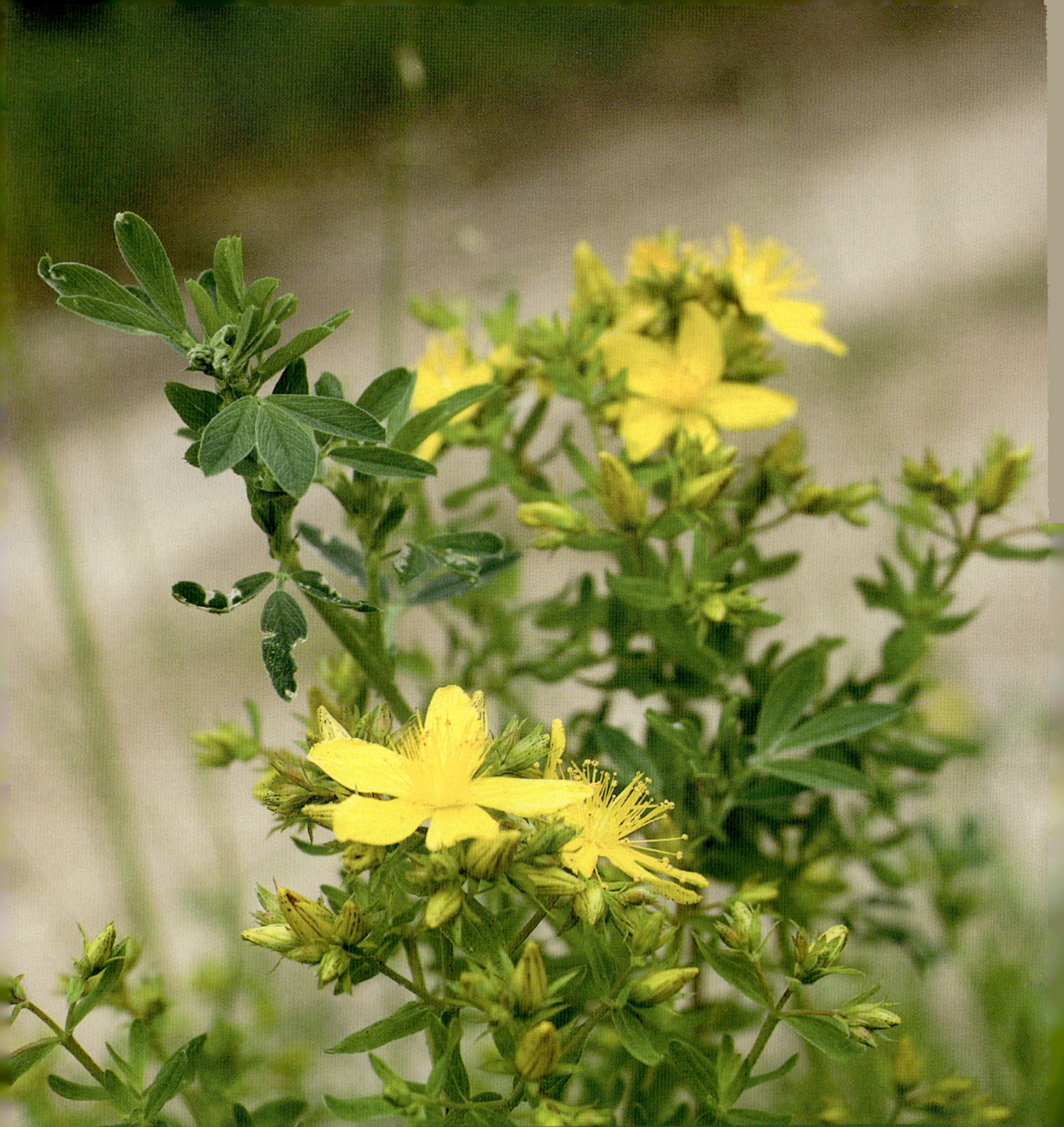

FÜR EILIGE

JOHANNISKRAUT

Sammelzeit: Juli bis September

Eine Absprache mit Ihrem Arzt ist bei hormonellen Medikamenten, die Sie gemeinsam mit Johanniskraut verwenden, anzuraten.
Als Tee ist Johanniskraut sehr hilfreich bei allen nervösen Zuständen, Schlaflosigkeit und Depressionen.
Das Johanniskrautöl sollten Sie in Ihrer Hausapotheke haben.
Zur Wund- und Schmerzbehandlung, Blähung bei Babys, Ischias, Sonnenbrand, Verbrennungen, Hexenschuss.

Johanniskraut

(Hypericum perforatum)

Sein Name weist auf Johannes den Täufer hin und seit alten Zeiten wird das Johanniskraut über Jahrhunderte erfolgreich angewendet.

Mit diesem strahlend gelb blühenden Gewächs ist ein großer Wirkungsgrad verbunden.
Alle Männer und Frauen, die an nervösen Störungen, Schlaflosigkeit, depressiven Verstimmungen oder Unruhezuständen leiden, sollten dieses hilfreiche Kraut anwenden.

INHALTSSTOFFE

Sein Wirkstoff Hypericin bekämpft Viren und hellt die Stimmung auf.

Der Wirkungsgrad von Johanniskraut ist sehr hoch, deshalb sollten Sie die gemeinsame Einnahme mit hormonellen Medikamenten mit Ihrem Arzt besprechen

Sammelzeit

In der Blütezeit zwischen Juli und September hat das Johanniskraut um die Mittagszeit die meisten Wirkstoffe. Zu Büschel gebunden wird es im Schatten bei bis zu 35°C aufgehängt und in der Luft getrocknet. Besonders großen Vorrat sollten Sie sich für die Nebeltage und Herbstdepression zulegen.

Verwendung als Heilmittel

TEE

Bereits nach einer 2-wöchigen Tee-Kur (morgens und abends je ein 1 EL Blüten und etwas Blätter mit 1/4 l kochendem Wasser überbrühen und gut 5 Min. ziehen lassen) merken Sie eine Aufhellung Ihres Gemütszustandes und die großen und kleinen Sorgen sind leichter zu bewältigen. An sehr sonnigen Tagen sollten Sie den Johanniskraut-Tee nur abends trinken, weil Ihre Haut lichtempfindlicher wird.
Die Inhaltsstoffe in ihrer Gesamtheit regen die Drüsen der Verdauungsorgane an, tonisieren den Kreislauf und wirken regulierend im Klimakterium.

Anwendungsmöglichkeiten:

- nervöse Störungen
- Schlaflosigkeit
- Nachtwandeln
- Bettnässen
- Nervenentzündungen
- Angst- und Unruhezustände
- Kopfschmerzen

Das Johanniskraut findet man auf sonnigen Stellen. Eine Knospe zwischen den Fingern zerreiben und der dunkelrote Saft gibt Sicherheit, die wertvolle Pflanze gefunden zu haben.
Sie können auch ein vielseitiges Öl zubereiten, das wohltuend bei Verbrennungen und Sonnenbrand wirkt.

JOHANNISKRAUTÖL

Dazu geben Sie Blüten in eine dunkle Flasche. Diese füllen Sie bis zum Rand mit gutem, kalt gepresstem Öl auf. Mindestens 14 Tage warm stellen und abseihen.

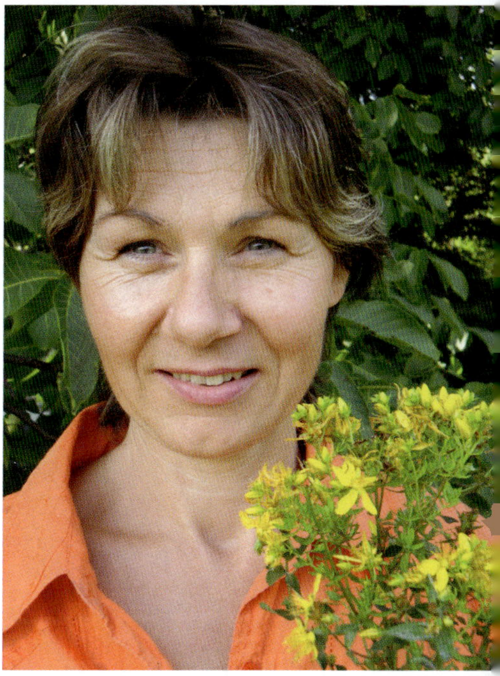

Anwendung bei:

- geröteter Haut
- Hexenschuss
- Verbrennungen
- Schrunden
- Ischias
- Blutergüssen
- Wundheilung
- Schmerzlinderung

BADEZUSATZ

Eine Handvoll Triebspitzen mit ½ l kochendem Wasser übergießen und 10 Min. ziehen lassen. Diesen Absud geben Sie in das Badewasser, bei Hexenschuss und Nervenentzündung.

TIPP!

Wenn ein Baby sich krümmt vor Blähungen, massieren Sie sanft die Bauchgegend mit Johanniskrautöl. Mit einem Lächeln wird es Ihnen danken.

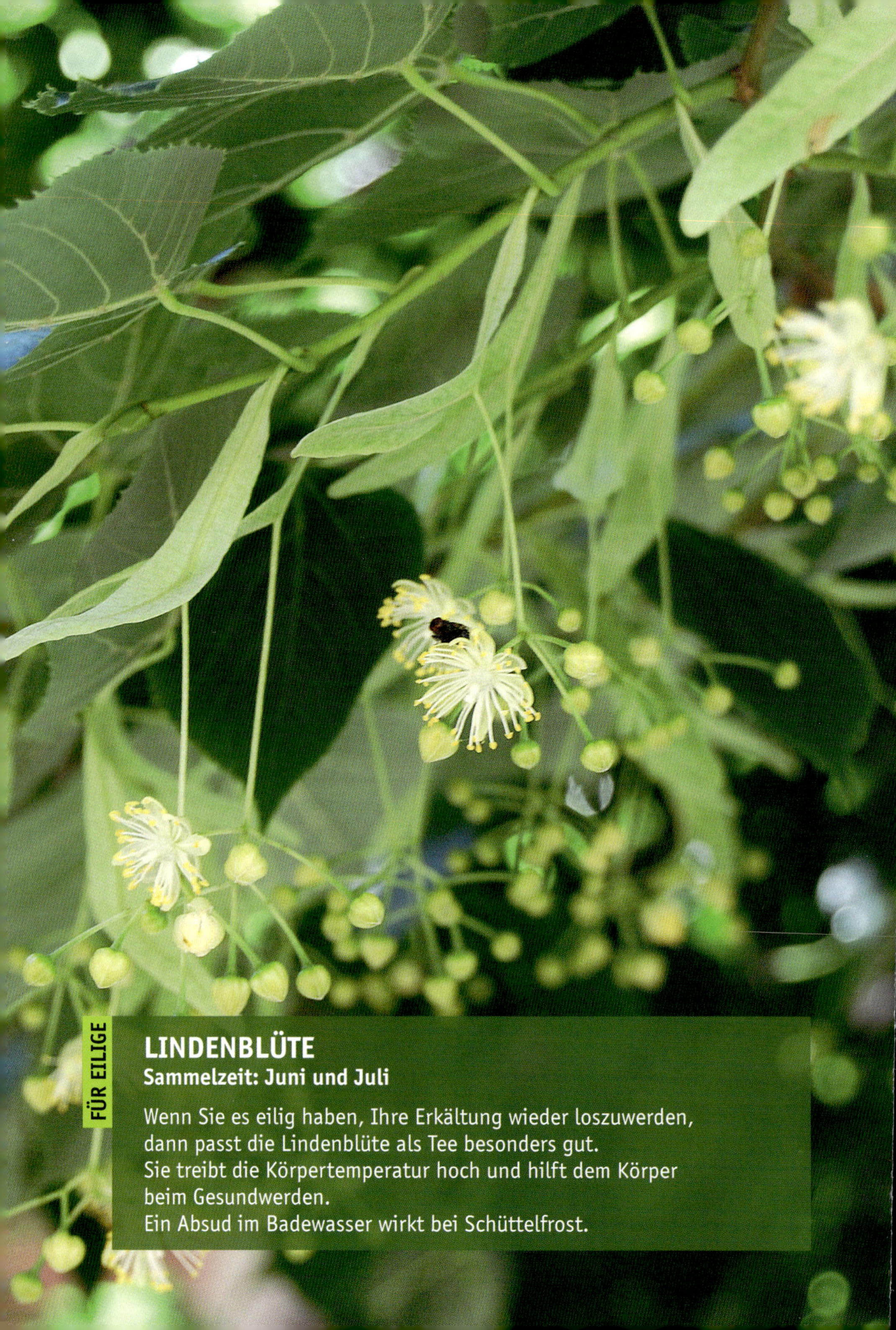

FÜR EILIGE

LINDENBLÜTE

Sammelzeit: Juni und Juli

Wenn Sie es eilig haben, Ihre Erkältung wieder loszuwerden, dann passt die Lindenblüte als Tee besonders gut.
Sie treibt die Körpertemperatur hoch und hilft dem Körper beim Gesundwerden.
Ein Absud im Badewasser wirkt bei Schüttelfrost.

Linde

(Tilia platyphyllos)

In den lauen Sommernächten duften die Lindenblüten lieblich süß, egal ob von der Sommerlinde im Juni oder von der Winterlinde im Juli. Ihre Wirkung schätze ich bei Erkältungskrankheiten.

INHALTSSTOFFE

- Ätherische Öle
- Flavonoide
- Schleim-, Gerbstoffe und Zucker

Sammelzeit

Die Blüte und das Hochblatt sind um die Mittagszeit zu pflücken. Am besten legen sie die Blätter in den Schatten zum Trocknen auf. Der Duft verschwindet, aber die Wirkung und das Aroma bleiben erhalten.

Verwendung als Heilmittel

Bei Erkältungskrankheiten verwende ich diesen Tee, wenn ich die Körpertemperatur anheben möchte. Der Lindenblütentee wirkt schweißtreibend und beruhigend bei Nervosität und Schlaflosigkeit.

TEE

1 EL Blüten mit $\frac{1}{4}$ l Wasser kurz aufkochen und 10 Minuten ziehen lassen. Diesen Tee sollten Sie dreimal täglich sehr heiß trinken, aber bitte nicht auf vollen Magen.

BAD

Lindenblütenabsud aus 500 g Lindenblüten und 4 l kochendem Wasser 10 Minuten ziehen lassen. So können Sie einen Badezusatz herstellen, der Ihre Haut pflegt und Entzündungen gut abklingen lässt.

LINDENHOLZKOHLE

Ist anzuwenden wie Aktivkohle bei Vergiftungen. Lindenholzkohle bindet das 50-Fache des Eigengewichtes und hilft bei Darmentzündungen hervorragend. Diese können Sie mit Wasser oder Milch anrühren.

Die Lindenholzkohle ist auch sehr gut für die Tiermedizin geeignet.

Verwendung in der Küche

Zarte Lindenblätter eignen sich bestens für Salate, auf Aufstriche und zu Eiergerichten. Dekorieren Sie süße Desserts mit kleinen Lindenblättern.

Die noch grünen Blütenknospen eignen sich bis Mai zum Verzehr.

Das Getreidemehl zum Brotbacken lässt sich mit pulverisierten Lindenblättern und -knospen strecken.

Löwenzahn

Volksname: Milchblume

(Taraxacum officinale)

„Was bitter im Mund, ist dem Magen gesund."

Ade, du Frühlingsmüdigkeit!

Im Frühling verwandelt der Löwenzahn ganze Wiesen in einen goldenen Teppich. Vor der Blütezeit beginnt bereits das Sammeln der grünen, frischen Blätter, die an die Zähne des afrikanischen Löwen erinnern. Ihrem Löwenzahn im Garten sollten sie ein paar Dinge nicht abschlagen: Er ist der beste Partner im Erdbeerbeet, denn junge Regenwürmer sammeln sich um seine Wurzeln und fördern die Humusbildung. Große Mengen an Löwenzahn können Sie auch verjauchen, somit erhalten Sie eine gute Kaliumquelle als Dünger für alle anderen Pflanzen.

INHALTSSTOFFE

- 9 x mehr Vitamin C als Kopfsalat
- 40 x mehr Vitamin A als der gekaufte Salat aus der Folie
- Viel Kalzium und Spurenelemente
- Bitterstoffe
- Carotine
- Flavonoide
- Inulin

Beim Löwenzahn wurden 50 verschiedene Molekularverbindungen bereits wissenschaftlich nachgewiesen.
Der Löwenzahn strotzt vor Vitalität.

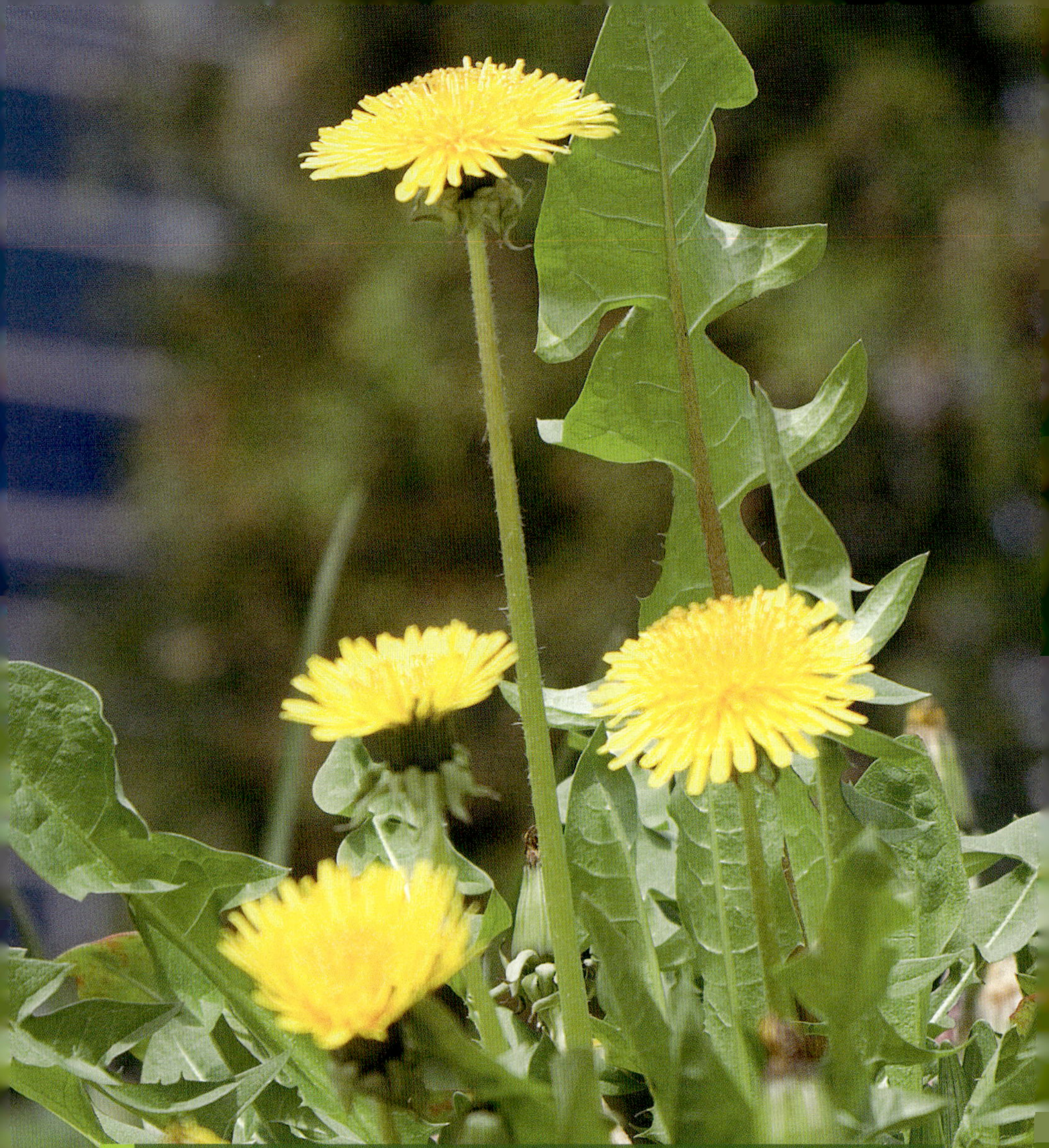

FÜR EILIGE

LÖWENZAHN

Sammelzeit: Blätter von März bis Mai, Wurzel im Oktober

Das erste Bitterkraut im Frühling mit vielen Vitaminen vertreibt die Frühlingsmüdigkeit und sorgt für gute Laune.
In der Küche als Spinat, Salatbeigabe, Pesto oder als Beigabe zum Salz verwendbar.
Als Tee wirksam bei Leber- und Galleproblemen, regt den Stoffwechsel an, bei Harnsteinen, Gicht, Übersäuerung, wirkt basenbildend.

Verwendung in der Küche

Das Löwenzahnblatt schmeckt vor der Blüte nicht bitter und ist somit ein köstliches Frühlingsgemüse. Verwenden Sie Löwenzahn ganz nach Ihrer Fantasie bei allen warmen und kalten Gerichten, kombiniert mit anderen frischen Kräutern.

- Vorzüglicher Löwenzahn-Kartoffelsalat (siehe Rezeptteil)
- Pesto (siehe Rezeptteil)
- Kräutersalz (siehe Rezeptteil)
- Löwenzahnhonig (siehe Rezeptteil)
- Löwenzahnkaffee (Rezeptteil)

Ein besonderer Tipp für Naturfreunde:
Im Herbst die Wurzeln ausgraben und in einem dunklen kalten Keller in einer Sandkiste lagern. Dann hat man im Winter einen zarten Salat.

Verwendung als Heilkraut

Die im Frühling gesammelte Pflanze hat einen geringeren Inulinanteil (nicht zu verwechseln mit Insulin!) und das wirkt hervorragend als Bittermittel für Leber und Galle. Der bittere Geschmack wirkt reflektorisch auf die Verdauungsorgane. Löwenzahn verstärkt die mechanische Arbeit des Magens und fördert so die Verdauung. Dazu regen der frische Löwenzahn sowie auch der Tee die Sekretion der Leber, der Bauchspeicheldrüse und des Darms an. Bei einer Leberkolik oder einer Leberstörung mit den vielen begleitenden Beschwerden wie Ekzemen, Flechten oder hässlicher Haut ist die Pflanze heilbringend, auch jene, die über eine träge Verdauung oder Verstopfung klagen, sowie Zuckerkranke sollten sich an Meister Löwenzahn wenden.

Löwenzahn wirkt basenbildend und hilft gegen Übersäuerung. Er entfernt Toxine und andere Gifte aus dem Körper und regt ganz gravierend den Stoffwechsel an.

TEE

Man nimmt 1 gestrichenen TL voll getrockneten Löwenzahn oder 10 frische kleine Blätter auf 1/4 l kochendes Wasser und lässt ihn 5 Min. ziehen.

Löwenzahntee sollten sie immer in kleinen Schlucken trinken.

Beim Löwenzahn ist die Wurzel auch sehr heilkräftig. Diese gräbt man allerdings im Herbst aus. Nehmen Sie sich eine robuste Hacke, denn es ist eine schweißtreibende Arbeit, die Löwenzahnwurzeln aus der Erde zu holen. Aber es lohnt sich. 1 gehäufter TL gehackte Wurzeln über Nacht in 1/4 l Wasser ansetzen, dann 10 Min. aufkochen. 30 Min. vor dem Frühstück trinken. Das ist ein nicht zu verachtender Harnsäureblocker.

FRISCHPRESSSAFT

Frische Blätter in der Saftzentrifuge auspressen. Kinder sollten 2 Wochen davon 1 TL täglich nehmen und Erwachsene 2 TL.

BADEZUSATZ

Für einen schönen, reinen Teint.

Herzustellen wie Tee und dann zum Badewasser dazugeben.

BREIUMSCHLAG

Gehackte Blüten und Blätter als Wickel auflegen.

Äußerlich entwickelt der Löwenzahn erstaunliche Heilkräfte bei Geschwüren und Entzündungen.

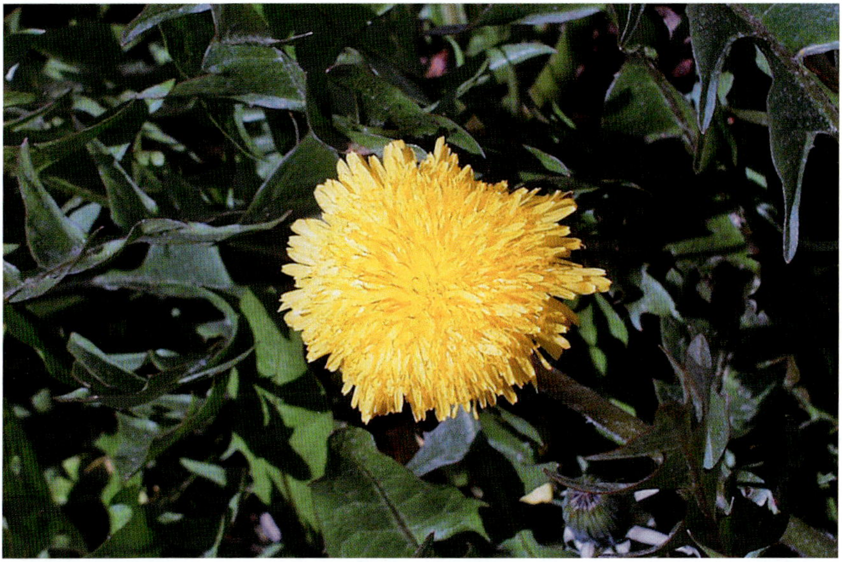

Nicht anwenden dürfen Sie Löwenzahn bei Verschluss der Gallenwege oder Darmverschluss. Auch bei Gallensteinleiden sollten Sie mit dem Arzt sprechen.

TIPP!

Gute Nachricht: Löwenzahn bremst den Appetit!
Pflücken Sie sich vor dem Essen ein Löwenzahnblatt und kauen Sie es langsam und sie werden sehen, dass sich Ihr Hungergefühl in Grenzen hält. Auch als Zwischendurch-Häppchen ist er gut geeignet.

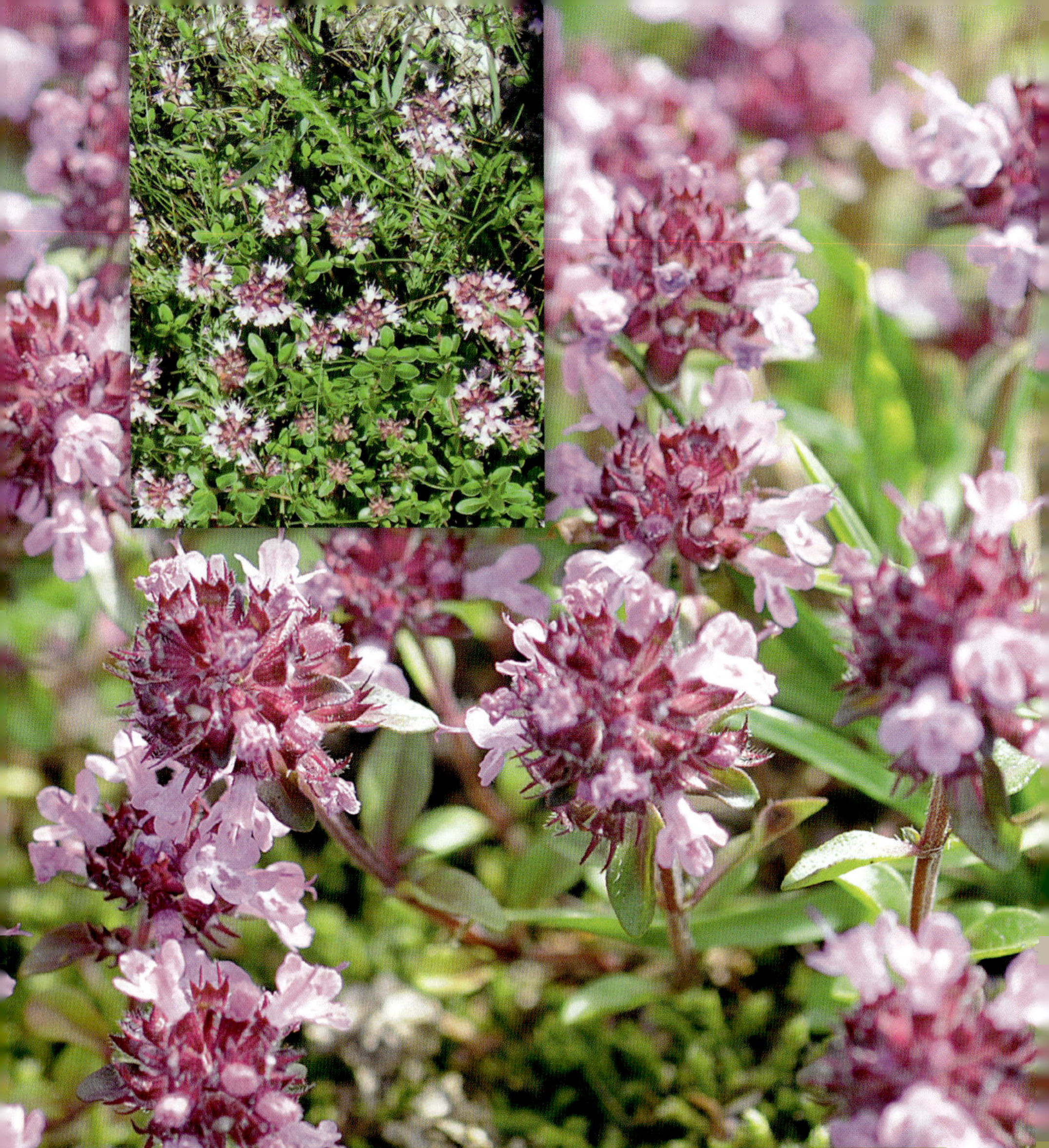

FÜR EILIGE

QUENDEL

Sammelzeit: Juni bis September

Wo der Quendel wächst, ist die Welt noch in Ordnung.
Das Viren tötende, antiseptische und aromatische Kraut entdeckt man auf trockenen, ungedüngten und sonnigen Wiesen und an Wegrändern. Er duftet herrlich und verfeinert alle Gerichte mit einem südländischen Hauch. Quendel leistet bei der Verdauungsarbeit wertvolle Dienste. Zum Kräutersalz verarbeite ich Quendel mit 40 anderen Wildkräutern.

Quendel

Volksmund: Feldthymian

(Thymus pulegioides)

Wo der Quendel wächst, herrscht ein irdisches Paradies. Ameisen bauen ihren Ameisenhaufen immer in der Nähe von Quendel. Das natürliche Antibiotikum hält ihren Bau von Viren frei.

INHALTSSTOFFE

- Ätherische Öle
- Bitterstoffe
- Thynol 40 %
- Gerbstoffe
- Flavonoide
- Carvacrol 15 %

Sammelzeit

Die am Boden kriechende Pflanze mit ihren duftenden Blättern und ihren rosaroten bis lila Blüten können Sie von Juni bis September auf steinigen, trockenen und sonnigen Böden ernten.
Mit einer Schere schneide ich die Blütenstiele in der Mittagssonne ab und lege den Quendel zum Trocknen bei 35°C in den Schatten, damit die ätherischen Öle und Duftstoffe erhalten bleiben.

Verwendung als Gewürz

Bei allen Soßen, Salaten, Aufstrichen, Gemüse- und besonders bei Fleischgerichten sowie überbackenen Erdäpfeln (siehe Rezeptteil) erweist der Quendel der Verdauung sehr gute Dienste. Quendel fördert die Nahrungsfettverbrennung, das heißt, er hilft mit im Kampf gegen die unerwünschten Fettpölsterchen.

Die antiseptische Wirkung des Quendels schätzten bereits die Griechen und nutzten sie zum Reinigen der Räume gegen Viren. Personen mit Schilddrüsen- und Leberbeschwerden sollten den Quendel sparsam verwenden.
Im Kräutersalz (siehe Rezeptteil)

Anwendung als Heilmittel

Das antiseptische Kraut macht den Organismus widerstandsfähig gegen Epidemien. Jahrhunderte hat der Quendel vielen Generationen geholfen, Infektionskeime bereits im Ursprung zu zerstören. Bei trockenem Husten und bei Keuchhusten verwende ich 3–4 Tage Quendeltee. Die Wirkung des Tees schätze ich vor allem auch bei Krämpfen aller Art, Menstruationsbeschwerden, Depressionen, Migräne, Harnblasenschwäche, Ohrensausen. Quendel ist auch eine Wohltat für den Kreislauf.

TEE

Einen gestrichenen TL Kraut mit 1/4 l kochendem Wasser übergießen und 5 Min. ziehen lassen. Schon nach wenigen Tagen wird das Abhusten bei Erkältungskrankheiten möglich. Bester Cholesterinsenker!

QUENDELÖL

Geben Sie frischen oder getrockneten Quendel in eine Flasche und füllen Sie diese mit gutem Öl auf. Nach 4 Wochen an der Sonne seihen Sie ab und bewahren das Öl danach in einer dunklen Flasche auf. Das Quendelöl wird zur Einreibung bei Lähmung, Muskelschwund, Rheuma verwendet und wirkt wohltuend bei Multipler Sklerose.

TIPP! Dem Morgenhusten ade mit Quendeltee!
Als Naturliebhaber sind Sie hoffentlich sowieso Nichtraucher.

Ringelblume

Volksmund: Butterblume
(Calendula officinalis)

Würde die Ringelblume in China wachsen, würde sie wahrscheinlich auch bei uns hoch geschätzt werden. Leider ist sie für viele nur eine vor der Haustüre blühende Pflanze. Ihre Heilwirkung steht aber über vielen anderen. Bereits um 9 Uhr früh begrüßt mich die Ringelblume in meinem Garten mit ihren orangenen und gelben Blüten, um die Kraft der Sonne einzusaugen. Schon vor über 500 Jahren, noch bevor Maria Treben sie hochpries, wurde sie von vielen Heilkundigen geachtet. In dem Buch „Gesundheit aus der Apotheke Gottes" von Maria Treben finden Sie viele tolle Anregungen um die Ringelblume.

INHALTSSTOFFE

Das besonders wirksame ätherische Öl Calendula-Sapogenin sowie

- Glykoside
- Xanthophylle
- Schleime
- Fermente
- Saponine
- Carotinoide
- Bitterstoffe
- Flavonoide
- Organische Säuren

Sammelzeit

Die aufgeblühten Knospen hole ich mir um die Mittagszeit und trockne die gezupften Blütenblätter. Zu ernten ist die Ringelblume vom Juli bis September. Auch die sehr jungen, zartbitteren grünen Blättchen sollten Sie kosten.

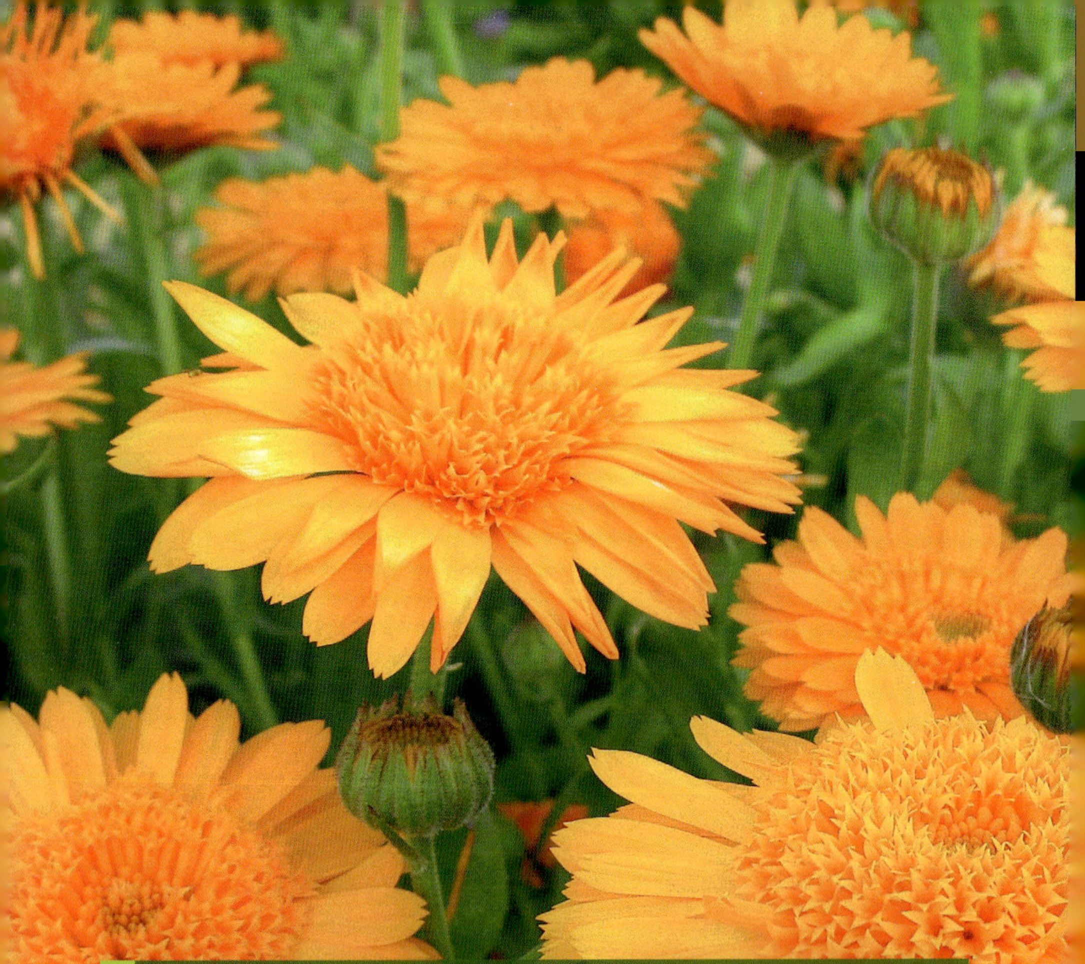

FÜR EILIGE

RINGELBLUME

Sammelzeit: Die geöffnete Blüte in der Mittagszeit sammeln. Vor allem von Juni bis September.

Die Blume öffnet um neun Uhr ihre orangenen und gelben Blüten, immer wenn der Tag schönes Wetter verspricht, und schließt sich um 17 Uhr. Zur Pflege und in der Küche: Die Ringelblume wirkt zellerneuernd, ja, ist das nicht eine tolle Botschaft!
Als Tee nehme ich 2 TL getrocknete Blütenblätter und überbrühe diese mit ¼ l kochendem Wasser, lasse das Ganze 10 Min. ziehen und genieße. Die Verdauungsdrüsen werden angeregt und besonders Frauen sollten der Ringelblume bei Menstruationsbeschwerden ihr Vertrauen schenken. Die entzündungshemmende Wirkung der Ringelblume zeichnet meinen Heil- und Pflegebalsam aus. Diese Allroundcreme verwende ich bei rauer Haut, rissigen Fersen, offenen Wunden und sehr häufig wegen seiner zellerneuernden Wirkung als Hautcreme.

Verwendung in der Küche

- Ringelblumenbutter
- Kräutersalz (siehe Rezeptteil)

Die Blütenblätter schauen besonders nett auf Salaten, Aufstrichen und Soßen aus.
Sehr junge, klein geschnittene Blätter entfalten ihren leicht bitteren Geschmack im Kartoffelsalat.

RINGELBLUMENBUTTER

Getrocknete Blütenblätter fein zerreiben und in weiche Butter einarbeiten. Sieht toll aus und schmeckt einfach gut. In den Sommermonaten gebe ich auch die frisch gezupften Blütenblätter und andere junge zarte Blätter (Giersch, Schafgarbe, Gänsefingerkraut) dazu.
Stellen Sie sich dazu frisch gebackenes Vollkornbrot vor. Herrlich!

Verwendung als Heilkraut

Jeder meiner Teekreationen füge ich getrocknete Ringelblumenblüten hinzu. Sie wirken zellerneuernd und verdauungsfördernd, außerdem sieht es sehr anregend aus. Die Wirkstoffe der Ringelblume wurden in vielen verschiedenen Versuchsreihen festgestellt und bestätigt. Bei Darmstörungen, Herzklopfen, Schlaflosigkeit wird der Tee empfohlen. Die anregende Wirkung auf Leber und Gallensekretion ist nachgewiesen.

Bei Wasseransammlungen aller Art, Harnflussstörungen, bei Eiweiß im Urin, zum Abnehmen und Ausschwemmen sollten sie Ringelblumentee trinken.

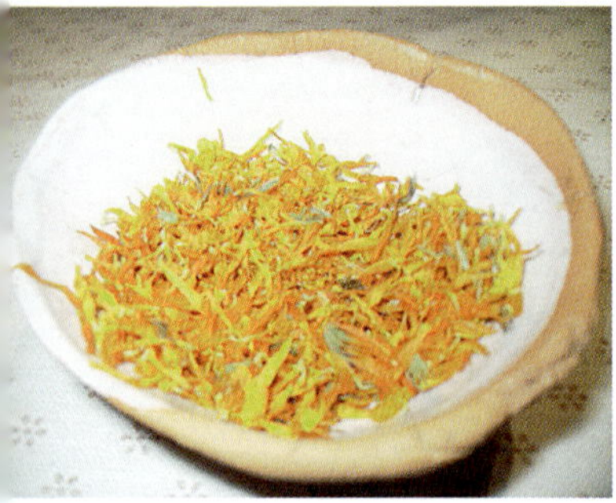

TEE

1 TL getrocknete Blätter und Blüten mit ¼ l kochendem Wasser übergießen und 10 Min. ziehen lassen. Bis 3 Tassen täglich mäßig warm trinken.

RINGELBLUMENBALSAM

eignet sich sehr gut zur Wundheilung, Gesichtspflege, Handcreme, bei irritierter Haut, bei Entzündungen und Krampfadern. Wichtig ist die Verwendung von Ringelblumenbalsam als Unterlage beim Schwedenkräuterwickel. Dieses Thema wird im Kapitel Schwedenbitter sehr genau beschrieben. Ich empfehle, die Salbe nicht mehr mit Schweinefett selbst zu erzeugen, da es schon zu viele Schadstoffe (vor Jahrzehnten war es noch reiner) enthält, sondern mit hochwertigen Rohstoffen zu arbeiten. Ich verwende einen fertigen Balsam mit einer hochwertigen Salbengrundlage von einem Drogisten. Da die Wirksamkeit des Ringelblumenbalsams so vielseitig ist, muss der Anteil des Ringelblumenöls sehr hoch sein.

RINGELBLUMENPRESSSAFT

Ganze Blüten und das Kraut in der Saftzentrifuge auspressen und auf Warzen, Hühneraugen und gereinigten Hautverletzungen auftragen.

RINGELBLUMENÖL

Getrocknete Blütenblätter in gutem Öl an einem warmen Ort in einer dunklen Flasche ansetzen und mindestens drei Wochen stehen lassen. Danach die Blütenreste abseihen. Auf der feuchten Haut einmassieren und warm abduschen. Die Haut wird streichelzart und gut durchblutet und die zellerneuernnde Wirkung kann sich entfalten. Klingt das nicht erleichternd bei unserem Schönheitskult von ewiger Jugend? Das Ganze auch noch mit den Kräften der Natur und ohne Mithilfe eines Tierversuchlabors! Ich freue mich jedenfalls immer über das Ergebnis.

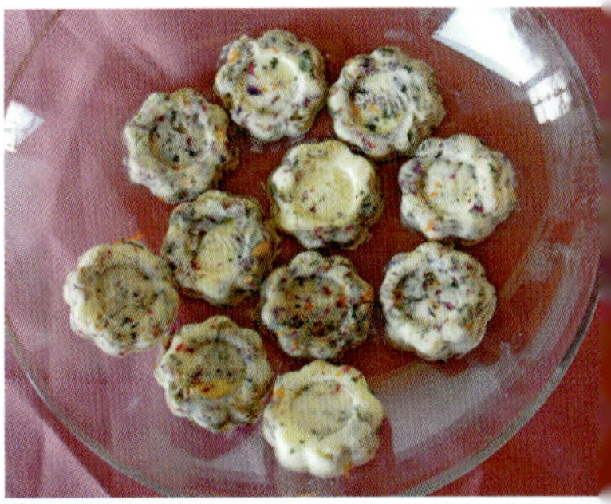

RINGELBLUMENBALSAM

100–150 ml Olivenöl, 20–40 g Bienenwachs, ca. 10 g Ringelblumen getrocknet, evtl. Ananasminze, Zitronenmelisse oder Pfefferminze oder ätherisches Öl.
Das Olivenöl leicht erwärmen, die Ringelblumenblütenblätter und Minze oder Melisse evtl. im Mörser zerkleinern, zum Olivenöl geben und mindestens 1 Tag ziehen lassen, anschließend abseihen. Das Olivenöl vorsichtig erwärmen und das Bienenwachs darin schmelzen lassen. Zum Schluss evtl. einige Tropfen ätherisches Öl dazugeben.

Die Ringelblume ist im Garten der Hüter Ihres Salates gegen Schnecken und Fadenwürmer und dient als Bodenverbesserer.

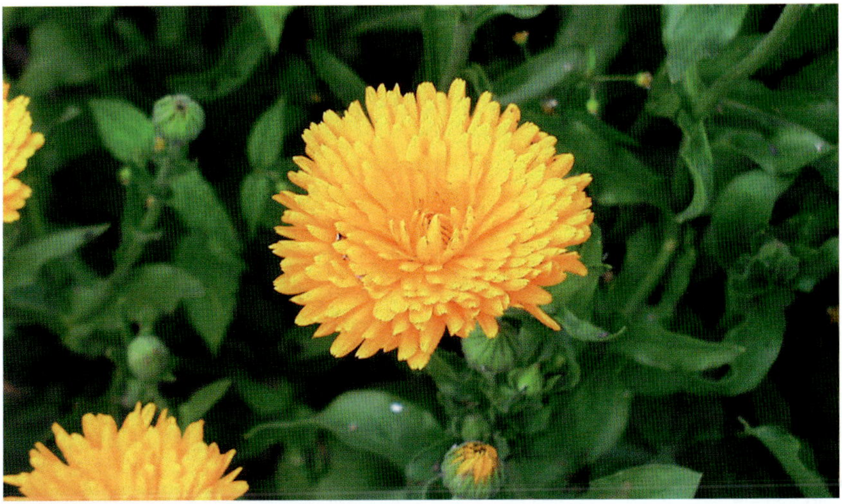

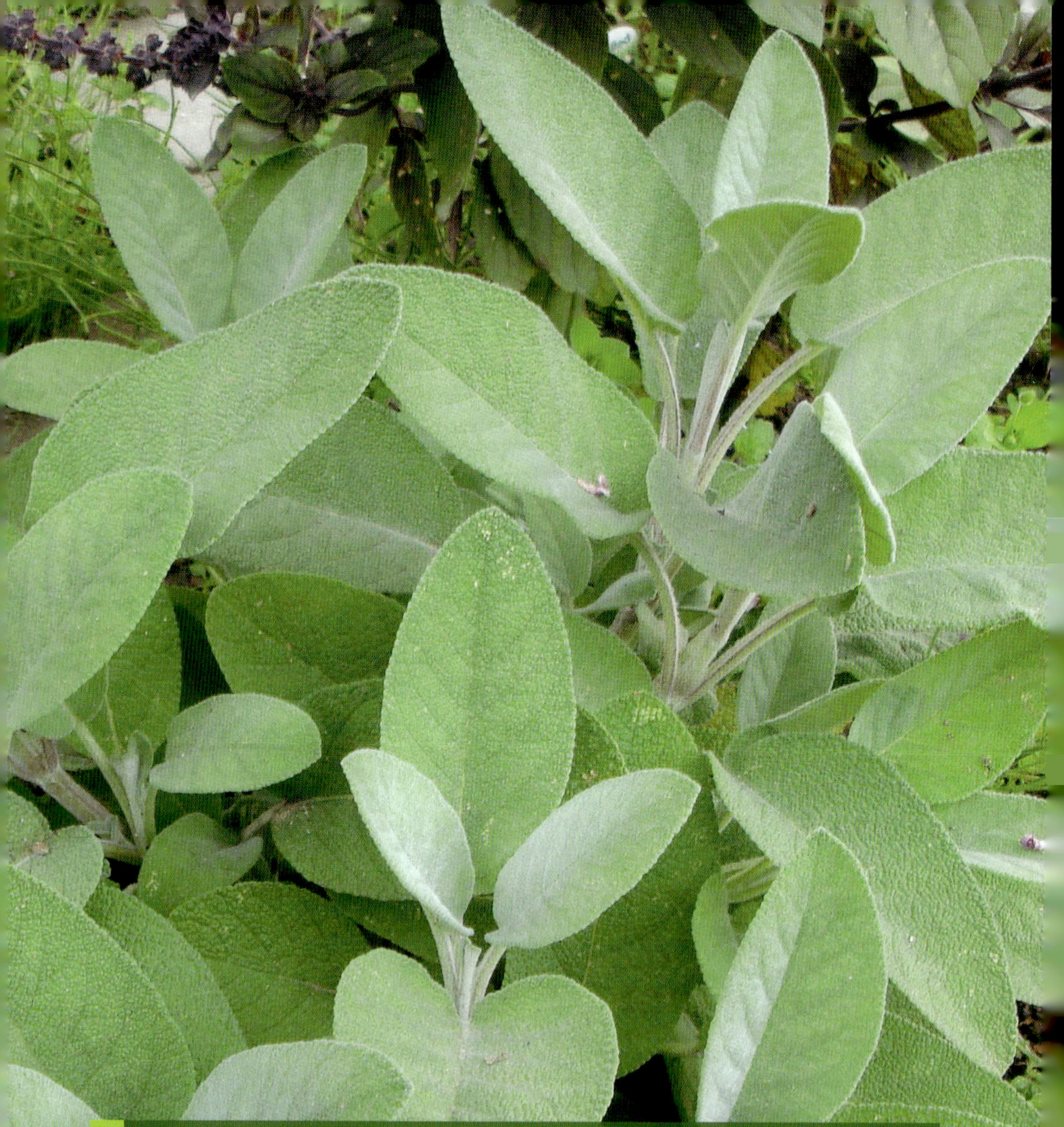

FÜR EILIGE

SALBEI

Der gehaltvolle Gartensalbei kann schon ab dem Frühsommer geerntet werden.

Sein leicht herber Geschmack ist bei der Verdauung von fetten Speisen sehr hilfreich.
Frauen sollten diese wertvolle Pflanze besonders in den Wechseljahren nützen. Öfter ein Blatt roh kauen oder sich einen Tee gönnen ist ratsam, denn Salbei reguliert die Hitze im Körper.
Bei Zahnschmerzen und Halsweh wirksam.

(Garten) Salbei

(Salvia officinalis)

Hildegard von Bingen bezeichnete im 12. Jahrhundert Salbei als Allheilmittel.

Bisher habe ich Salbeitee gelegentlich getrunken, mir oft ein Blatt der Pflanze im Garten geholt und gekaut. Bei Problemen mit dem Zahnfleisch oder bei Hitzewallungen habe ich ihn als Salbeitinktur genutzt. Aber ab jetzt werde ich ihn noch öfter verwenden, weil mir die Heilkraft dieser Pflanze erst so richtig bewusst geworden ist.

INHALTSSTOFFE

- Ätherisches Öl
- Bitterstoffe
- Flavonoide
- Gerbstoffe

Sammelzeit

Bei den vielen Sorten gibt es unterschiedliche Blühzeiten. Pflücken Sie Ihren Vorrat kurz vor dem Erblühen Ihrer Pflanze. Ich hänge sie in Büscheln am Dachboden zum Trocknen auf.

Verwendung in der Küche

Ich möchte Sie zum Verwenden von Salbeiblättern ermutigen. Bei jedem Fleischgericht passt der aromatische Salbeiduft dazu. Aber erst kurz vor dem Servieren dem Bratgut beifügen.

Durch Beigabe von Salbei wird der Verdauungsablauf positiv beeinflusst.

In Essig und Öl eingelegt ist Salbei sehr dekorativ und hinterlässt sein aromatisches Aroma.
Kräuterbraten, Kräutersalz (siehe Rezeptteil)

Verwendung als Heilmittel

Der Duft von Salbei ruft nicht nur Erinnerungen an den Italien-Urlaub hervor, die aromatische Pflanze hilft auch bei unreiner Haut, denn sie ist keimtötend, entzündungshemmend, Blutfett senkend, Gefäß entspannend und hat eine blutreinigende Wirkung. Asiatische Untersuchungen haben ergeben, dass Salbei bei milden Formen von Alzheimer eine Linderung bringt. Salbei schützt uns vor Viren, Bakterien und Pilzen. Das wurde in China schon 3.000 vor Christus in heilkundigen Schriften erwähnt.

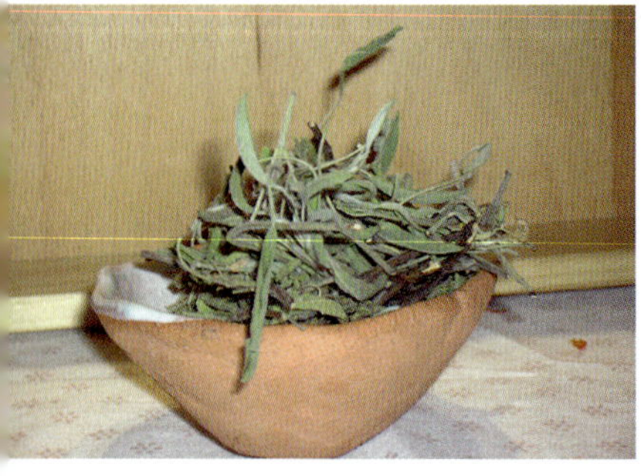

TEE

Zum Gurgeln: 1 TL getrocknete Blätter mit 1/4 l kochendem Wasser 10 Min. überbrühen. Bis 3 x täglich, aber höchstens 3 Wochen lang anwenden. Zum Trinken als Kur den Salbeitee 10 min. leicht köcheln lassen.

Der Tee hilft bei Blähungen und Zittern der Glieder, Nachtschweiß, Darmstörungen, Entzündungen des Rachen- und Mundraumes, bei blutendem Zahnfleisch oder Geschwüren. Es ist gut verständlich, dass die Pflanze bei Zahnfleischproblemen hilft, weil Salbei den Blutkreislauf stärkt, ebenso das Nervensystem. Er wirkt schmerzlindernd und hat sich auch zum Vorbeugen von Schlaganfall bewährt. Auch bei depressiven Verstimmungen hilft der Tee. Salbei enthält wirksame Stoffe, die die Körpertemperatur regulieren, und ist damit fiebersenkend und gut einsetzbar bei Hitzewallungen.

Das BGA bestätigt eine günstige Wirkung auf Magen und Darm und bei übermäßiger Schweißabsonderung.
Vor dem Zu-Bett-Gehen sollten Sie eine Tasse Salbeitee trinken, damit sie Einschlafschwierigkeiten vorbeugen.

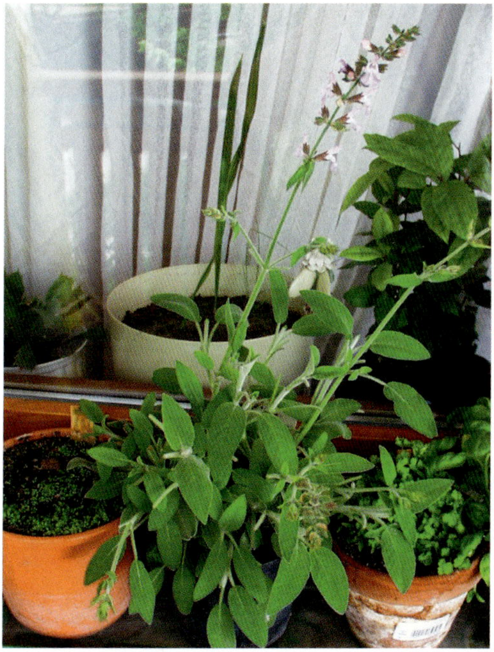

SALBEIWEIN

4 Handvoll Salbeiblätter 1 Woche in guten Rotwein legen und anschließend täglich ein kleines Gläschen zu der Mahlzeit einnehmen, wirkt Immunkraft stärkend und aufbauend.

TIPP!

Am besten holen Sie sich im Frühling durch Stockteilung einen Wurzelstock in den Garten. Bereits ab August können Sie Blätter ernten und das darauffolgende Jahr haben Sie ab dem Frühling durchgehend junge Blätter.

Raumluftverbesserung

Legen Sie getrocknete Salbeiblätter auf glühende Kohlen und sie erhalten eine desinfizierte, gereinigte Raumluft.

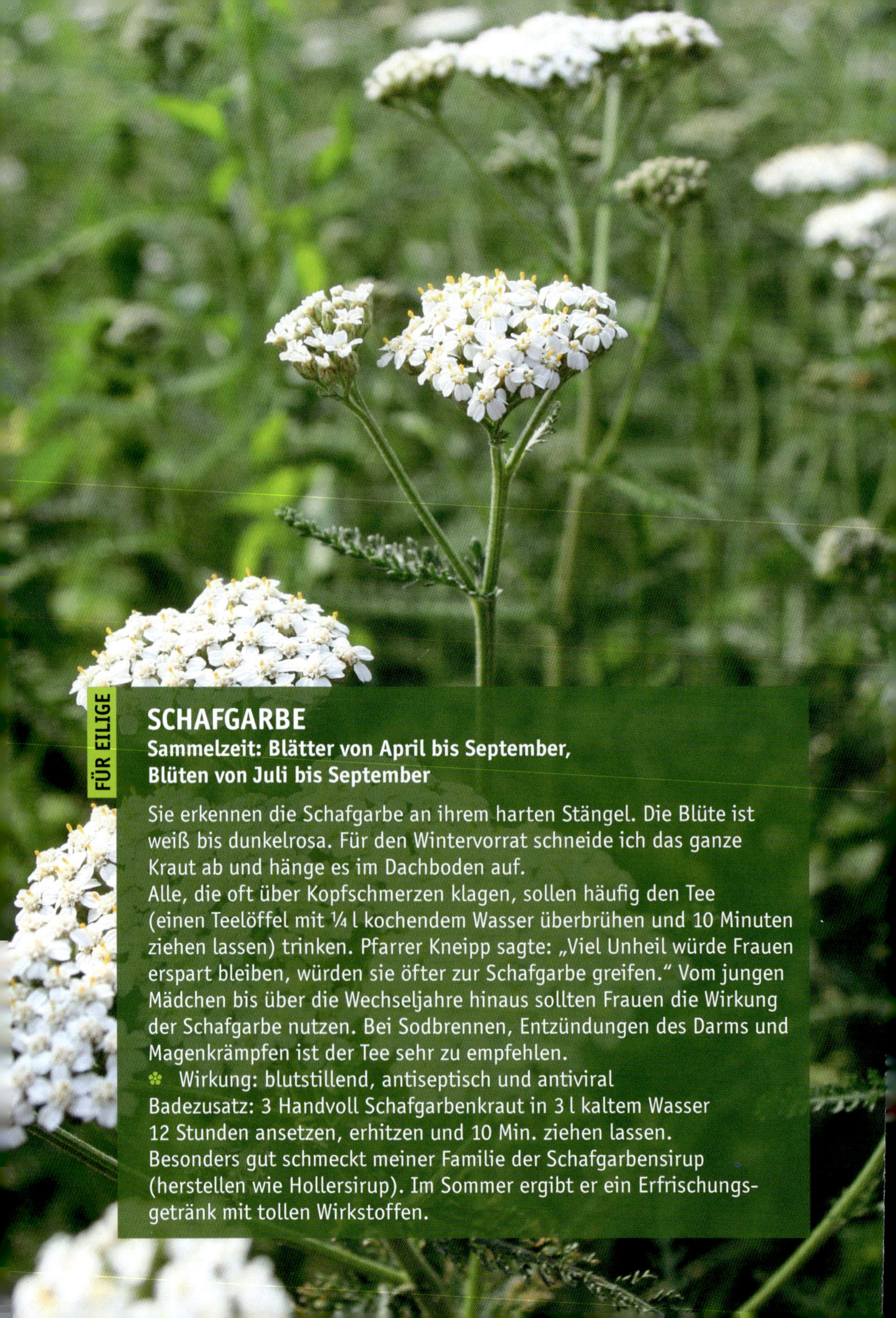

FÜR EILIGE

SCHAFGARBE

Sammelzeit: Blätter von April bis September, Blüten von Juli bis September

Sie erkennen die Schafgarbe an ihrem harten Stängel. Die Blüte ist weiß bis dunkelrosa. Für den Wintervorrat schneide ich das ganze Kraut ab und hänge es im Dachboden auf.
Alle, die oft über Kopfschmerzen klagen, sollen häufig den Tee (einen Teelöffel mit ¼ l kochendem Wasser überbrühen und 10 Minuten ziehen lassen) trinken. Pfarrer Kneipp sagte: „Viel Unheil würde Frauen erspart bleiben, würden sie öfter zur Schafgarbe greifen." Vom jungen Mädchen bis über die Wechseljahre hinaus sollten Frauen die Wirkung der Schafgarbe nutzen. Bei Sodbrennen, Entzündungen des Darms und Magenkrämpfen ist der Tee sehr zu empfehlen.
❀ Wirkung: blutstillend, antiseptisch und antiviral
Badezusatz: 3 Handvoll Schafgarbenkraut in 3 l kaltem Wasser 12 Stunden ansetzen, erhitzen und 10 Min. ziehen lassen.
Besonders gut schmeckt meiner Familie der Schafgarbensirup (herstellen wie Hollersirup). Im Sommer ergibt er ein Erfrischungsgetränk mit tollen Wirkstoffen.

Schafgarbe

Volksmund: Soldatenkraut

(Achillea millefolium)

Viel Unheil bliebe Frauen erspart, würden sie ab und zu Schafgarbentee trinken, rieten uns schon die alten Lehrmeister der Naturheilkunde. Als junges Mädchen habe ich dieses Kraut schon hoch geschätzt und es wird allen Frauen über die Wechseljahre hinaus sehr empfohlen.

Den Namen Soldatenkraut bekam es wegen seiner wundheilenden Wirkung. Seine blutstillenden antiseptischen und antiviralen Eigenschaften sollten uns oft in Versuchung führen, die Schafgarbe zu nützen.

Sie trägt auch zur Normalisierung der Monatsblutung bei. Den Check durch den Arzt sollten Sie aber auf jeden Fall durchführen lassen. Die Schafgarbe ist eines unserer wirksamsten Heilkräuter.

INHALTSSTOFFE

- Bitterstoffe
- besonders viel Kalium
- entzündungshemmendes Azulen
- Ätherisches Öl
- Flavonoide

Sammelzeit

Über die ersten Schafgarbenblätter im April, wo sie nur als fein gefiedertes lanzenförmiges Blättchen im frühlingshaften Wetteifer der grünen Energiebolzen zu sehen sind, lacht mein Herz. Das Blatt verwende ich den ganzen Sommer. Von Juli bis September findet man die Blüte in rosarot oder weiß. Für den Wintervorrat schneide ich mir das ganze Kraut ab und hänge es zum Trocknen in den Dachboden. Erst bei der Verwendung der Blätter und Blüten zerkleinere ich es. Ihre gelbe Zierschafgarbe aus dem Garten lassen sie Zierde sein. Sie hat keine Heilwirkung.

Verwendung in der Küche

Die jungen frischen Blätter der Schafgarbe sind ein stoffwechselanregendes, leicht bitteres, aber gut schmeckendes Gewürzkraut.
Es schmeckt gut im Kartoffelsalat, im Kräuterrahmschnitzel, in Soßen, in Suppen, Aufstrichen und Marinaden (siehe Rezeptteil).
Manchmal gebe ich über einen Kalbs- oder Schweinebraten (siehe Rezeptteil) zum Ende der Garzeit einige frische Blätter und backe sie kross.
Getrocknete Schafgarbenblätter verarbeite ich im Kräutersalz (siehe Kräutersalzrezept).

SCHAFGARBENSIRUP

3 Handvoll Schafgarbenköpfe, 3 Liter Wasser, 2 kg Zucker, 15 dag Zitronensäure kalt ansetzen, wie kalt angesetzten Sirup zubereiten.
Es ergibt ein vitaminreiches Erfrischungsgetränk für den Sommer.

Verwendung als Heilkraut

TEE

1 TL frisches oder getrocknetes Kraut oder Blüte mit 1/4 l kochendem Wasser überbrühen und 10 Min. ziehen lassen. 3 Tassen täglich genießen.
Alle, die oft über Kopfschmerzen klagen, sollten häufig den Tee trinken. Bei Sodbrennen, Entzündungen im Darm, Magen- und Wadenkrämpfen wird der Tee sehr empfohlen. Die Schafgarbe sollte Sie

besonders durch die Wechseljahre begleiten, denn sie stärkt die Gebärmuttermuskulatur. Sie wirkt bei Verspannungen im Becken und beseitigt die Herzenge in den Wechseljahren. Bei Krampfadern und Hämorrhoiden werden Tee und Sitzbad empfohlen.
Bei fetten Haaren können sie den Absud als Spülung verwenden.

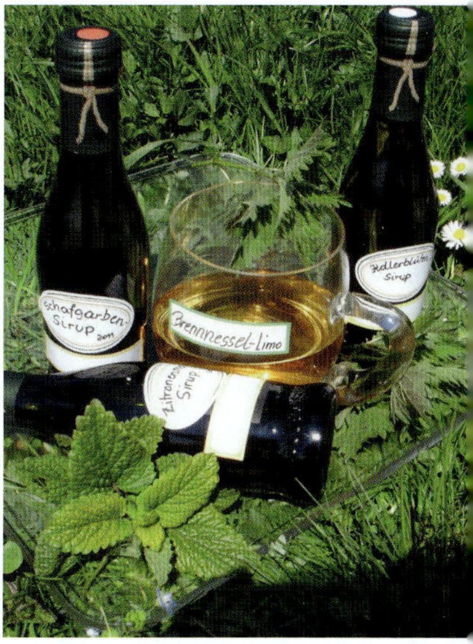

SCHAFGARBENPULVER

Besondere Bedeutung hat die getrocknete, pulverisierte Schafgarbe für mich bekommen. 2 Wochen vor Operationen sollte man täglich 1 Messerspitze davon verwenden. Der Körper wird die Krankenhaus-Bakterien nach einer Operation besser bewältigen.

BAD

3 Handvoll Kraut in 3 Liter kaltem Wasser ansetzen und 12 Stunden stehen lassen. Danach erhitzen und 15 Min. ziehen lassen.
Das Bad eignet sich besonders bei Unterleibsbeschwerden. Es wirkt entzündungshemmend und krampfstillend und regt die Tätigkeit der Nieren an. Es unterstützt jede innerliche Anwendung der Schafgarbe, denn es stärkt den gesamten Organismus. Wenn sie ein schwächliches Kind haben, eignet sich dieses Bad.

Der Name Schafgarbe hat tatsächlich mit Schafen zu tun. Es wurde beobachtet, dass kranke Schafe sich die Schafgarbe zur Nahrung suchten, während gesunde Schafe daran vorbeigingen. Das Wort Garbe kommt von *Garve*, das aus dem Lateinischen übersetzt Gesundmacher heißt.

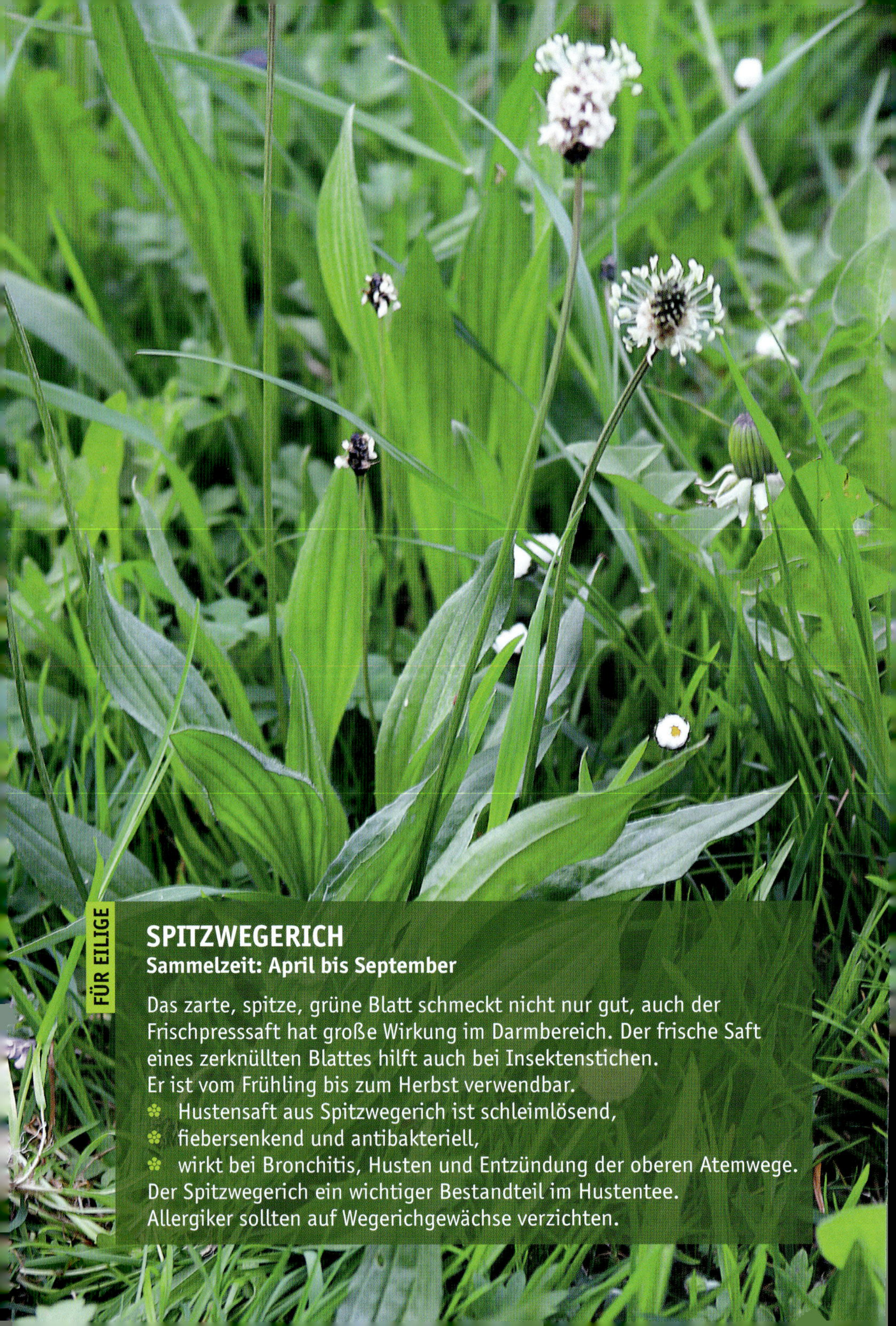

FÜR EILIGE

SPITZWEGERICH

Sammelzeit: April bis September

Das zarte, spitze, grüne Blatt schmeckt nicht nur gut, auch der Frischpresssaft hat große Wirkung im Darmbereich. Der frische Saft eines zerknüllten Blattes hilft auch bei Insektenstichen.
Er ist vom Frühling bis zum Herbst verwendbar.

- Hustensaft aus Spitzwegerich ist schleimlösend,
- fiebersenkend und antibakteriell,
- wirkt bei Bronchitis, Husten und Entzündung der oberen Atemwege.

Der Spitzwegerich ein wichtiger Bestandteil im Hustentee.
Allergiker sollten auf Wegerichgewächse verzichten.

Spitzwegerich

Volksname: Heufressa

(Plantago lanceolata)

Auf der ganzen Welt ist der Spitzwegerich zu Hause und seine königlichen Heilkräfte warten darauf, wieder entdeckt zu werden. Spitzwegerich ist mein Favorit bei Erkältungskrankheiten. Als Frischpresssaft mische ich ihn gerne mit anderen Kräutern, weil er ein ausgiebiges, saftiges Ergebnis bringt und auch noch gut schmeckt.

INHALTSSTOFFE

- Tonisierende Bitterstoffe
- Glykosid Aucubin
- Viel Karotin und Vitamin C
- Kieselsäure
- Vitamin K

Wissenschaftlich nachgewiesene antibiotische Stoffe gibt es im Spitzwegerich ebenso. Man wurde dadurch darauf aufmerksam, dass die anderen Pflanzenstoffe leicht schimmeln, der Saft von Spitzwegerich jedoch schimmelt nicht.

Sammelzeit

Spitzwegerich können Sie schon sehr zeitig im Frühjahr finden und bis in die Sommermonate hinein ernten. Beim Trocknen beachten Sie bitte: Die Blätter müssen bei 60 Grad im Backrohr getrocknet werden. Nur Spitzwegerich braucht diese hohe Temperatur, weil das natürliche Antibiotikum sonst verloren ginge.

Verwendete Teile:
Blätter und Samen

Verwendung in der Küche

Das frische, klein geschnittene Spitzwegerichblatt passt hervorragend in Ihre Salate. Die gemahlenen Spitzwegerichsamen mische ich zum Brotteig. Dazu mache ich Ringelblumenbutter als Aufstrich und darüber streue ich geröstete Spitzwegerichknospensamen. Sie werden Ihren Gästen eine erstaunte Bewunderung entlocken.

- Zum Kräutersalz (siehe Rezeptteil)
- Zum Knabbern, einmal ganz anders! Die Knospe schmeckt nussig und überraschend interessant. Probieren Sie es, geröstet in Butter, auf dem Wildkräutersalat oder auf dem grünen Salat.

Verwendung als Heilmittel

Der rohe Saft des Spitzwegerichs trägt desinfizierende und wundheilende Stoffe in sich. Bei den vielen Wanderungen mit meiner Familie verletzte sich oftmals jemand oder ein Insekt hinterließ eine juckende Bissstelle. Da verwendeten wir immer das Spitzwegerichblatt, das sehr leicht zu finden war. Ich zerrieb es zwischen den Fingern und der austretende Saft wurde auf die Wunde gestrichen und linderte alle Schmerzen. Es hilft auch gut, wenn man das frische Blatt kaut und einspeichelt und diesen Brei auf die Bissstelle gibt.
Das Wundheilmittel setze ich auch bei offenen Beinen ein. Bei Fußpilz ergibt der Saft eine schnelle einfache Abheilung. Auch bei Schlangen- oder Hundebiss ist seine Wirkung bewiesen.

Wenn ich Halsschmerzen oder Heiserkeit spüre, greife ich zu meinem Spitzwegerich-Hustensaft. Ich nehme ein Schlückchen, lasse es im

Hals in der Kehle kurz wirken und genieße die Linderung, die durch das natürliche Antibiotikum des Spitzwegerichs und seine schleimlösende und antibakterielle Wirkung hervorgerufen wird. Mein Hustentee enthält immer Spitzwegerichblätter. Jede Art der Verschleimung, ob Husten, Heiserkeit, Bronchitis oder Lungenasthma wird gelockert und gelindert. Alle Varianten aus Spitzwegerich wirken auch bei fiebrigen Erkrankungen der Lunge.
Bei Durchfallerkrankungen wirkt Spitzwegerichtee beruhigend auf den Darm, weil er gut mit Bakterien, Viren und Pilzen klarkommt.

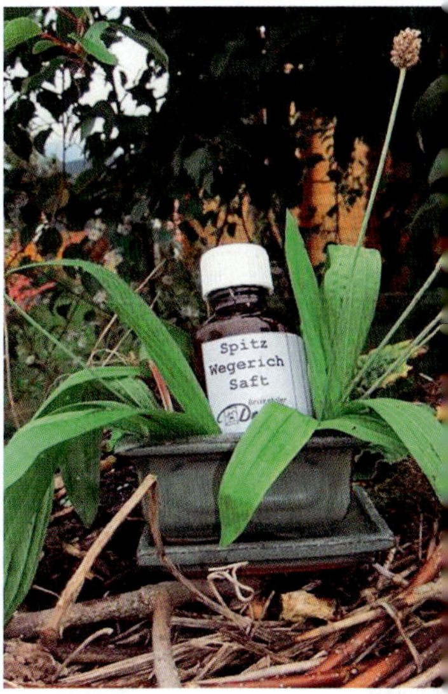

FRISCHPRESSSAFT

Ich möchte Sie so gern in Versuchung führen, dieses gewöhnungsbedürftige, hochwirksame Grüngetränk zu probieren!
Einige Spitzwegerichblätter in der Saftzentrifuge entsaften. Das wirkt lindernd bei allen Pilzerkrankungen im gesamten Organismus (Darmpilz, Scheidenpilz etc.).
Täglich 1 EL Presssaft ist eine vorzügliche Frühlingskur. Der Saft ist vom Frühling bis zum September zu verwenden. Spitzwegerich ist auch zum Mischen mit vielen anderen Kräutern geeignet. Der grüne Pflanzensaft wird von alten Heilkundigen sehr empfohlen. Lange Zeit wurde die Heilkraft der Grünsäfte belächelt, aber jetzt erlebt der Grünsaft eine Renaissance.

TEE

1 TL getrocknetes Kraut mit 1/4 l kochendem Wasser 10 Min. überbrühen. 2–3 Tassen täglich mit Honig trinken.

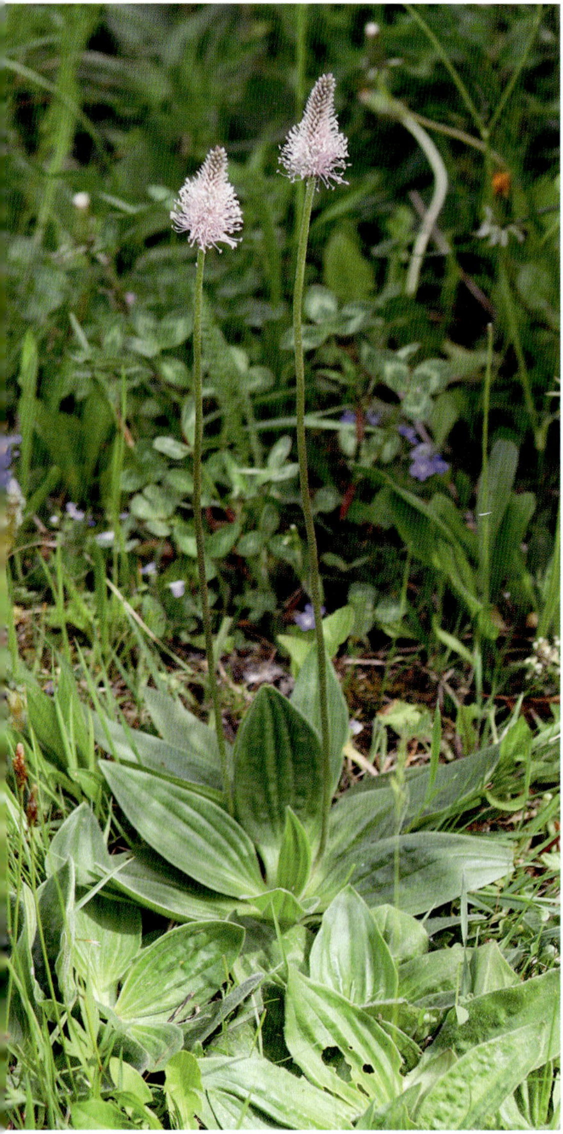

Breitwegerich (Plantago major) ist seinem zierlichen Bruder sehr ähnlich. Sein getrockneter Samen wirkt sanft abführend.

UMSCHLAG

Bei schlecht heilenden Wunden nehme ich Presssaft und mische diesen mit etwas Kamillentee. Als Auflage auf die wunde Stelle geben.

ABSUD

Zubereitung wie Tee. Wirkt bei trockener, schuppiger Kopfhaut besonders gut. Dazu gieße ich den Absud auf ein Handtuch, schlage es über den Kopf und decke es mit einer Klarsichtfolie ab. Bei Hautausschlägen wasche ich die betroffene Stelle mehrmals täglich. Der antiseptische, entzündungshemmende und zusammenziehende Wirkstoff bringt erstaunliche Erfolge.

Achtung! Wenn Sie auf Wegerich-Gewächse allergisch sind, sollten Sie diese meiden.

Vogelmiere

Volksname: Hühnerdarm

(Stellaria media)

Aus der Schneedecke lugt die winterfeste Vogelmiere als erstes Heilkraut hervor. Unser viel geliebter Hühnerdarm. Das Suppengrün für den Winter, das ebenso frisch als Frühlingsgemüse verwendet werden kann. Ein Wildgemüse, das Sie bis in die kalte Jahreszeit jederzeit frisch verwenden können.

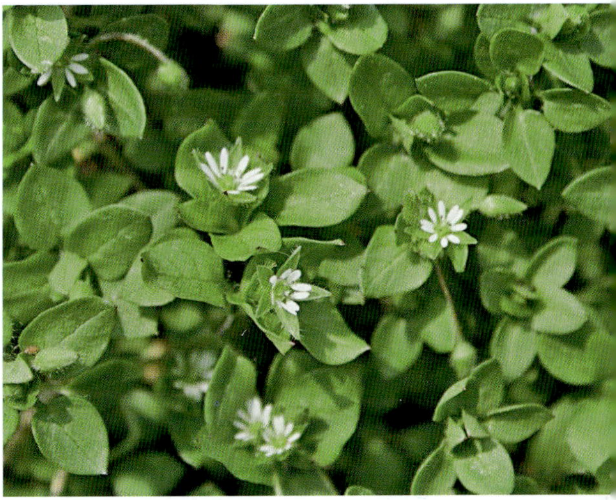

In dem noch unbearbeiteten Garten entdecke ich die wuchernde Vogelmiere auf meinen noch von der Winterruhe verzauberten Beeten. An allen Stellen rund ums Haus, wo noch kein Spaten oder Hufe die Erde aufgewühlt haben, liegt ein dicker, saftig grüner Teppich. Dieses Nelkengewächs sieht zwar schwach und gebrechlich aus, doch es besitzt eine enorme Lebenskraft. Die Lebensdauer eines Samens reicht bis zu 60 Jahre. Die netten weißen Sternenblütchen öffnen frühmorgens ihren Kelch und genießen zwölf Stunden die Sonne. Erst nach Sonnenuntergang schließen sie sich wieder.

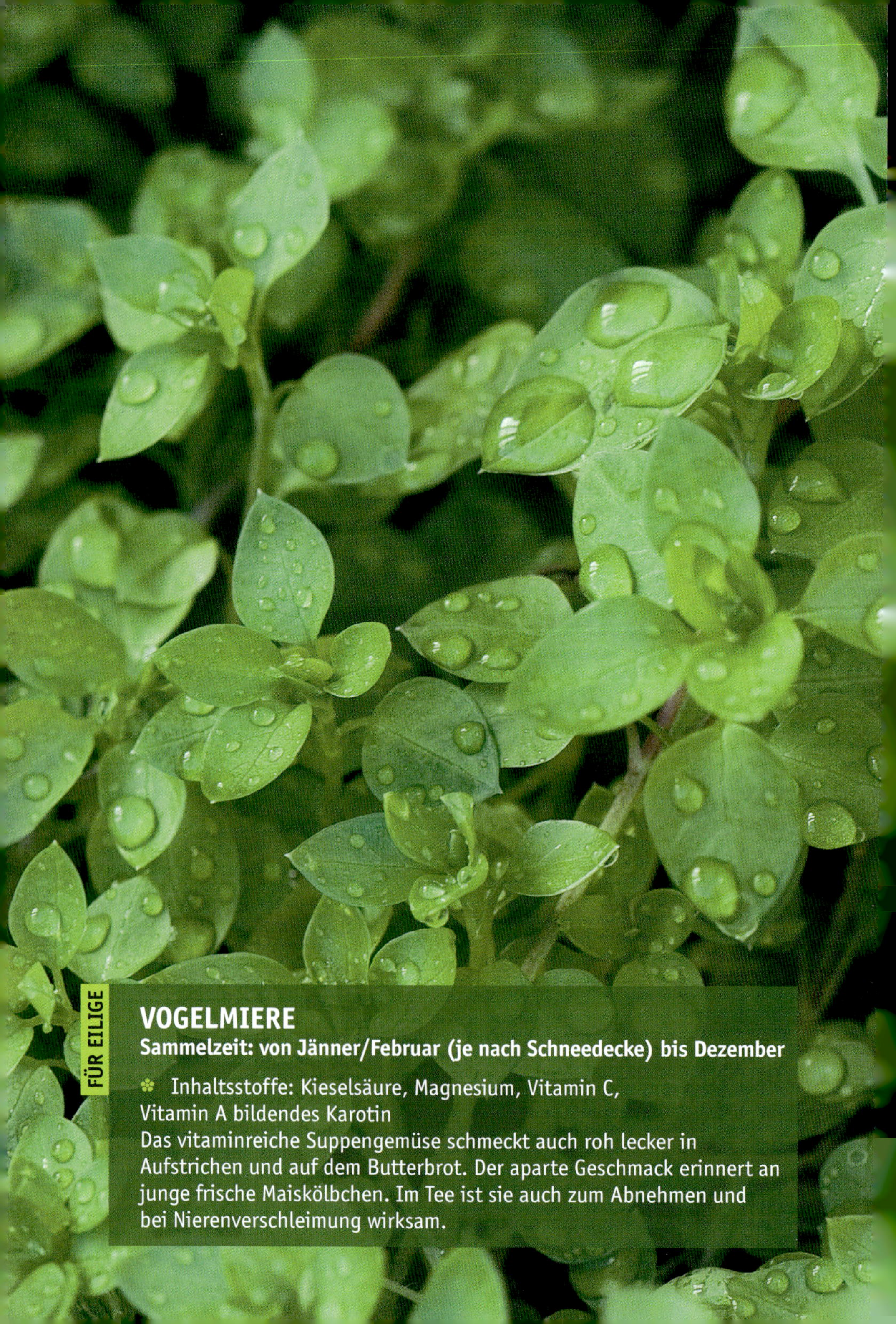

FÜR EILIGE

VOGELMIERE

Sammelzeit: von Jänner/Februar (je nach Schneedecke) bis Dezember

❀ Inhaltsstoffe: Kieselsäure, Magnesium, Vitamin C, Vitamin A bildendes Karotin

Das vitaminreiche Suppengemüse schmeckt auch roh lecker in Aufstrichen und auf dem Butterbrot. Der aparte Geschmack erinnert an junge frische Maiskölbchen. Im Tee ist sie auch zum Abnehmen und bei Nierenverschleimung wirksam.

Keine gute Nachricht für alle, die die Vogelmiere nicht lieben. Sie ist gegen viele Herbizide resistent. Der Unkrautexperte Edwin Rollin Spenzer (gestorben 1964) hasste die Unkräuter und behauptete, diese rauben den Nutzpflanzen die Nährstoffe. Die Vogelmiere ist aber – auch seiner Ansicht nach – eine Pionierpflanze, welche den geschundenen Boden überdeckt und heilt, und gleichzeitig ein Stickstoffanzeiger. Die humusbildenden Kleinstlebewesen vermehren sich unter dem Schutz ihrer Blätter – es ist ja doch kein Unkraut!

Verwendung in der Küche

Die jungen, frischen Triebe mit Blüten und Blättern können Sie wahrlich genießen. Sie spüren den aparten Geschmack am Gaumen, der sofort an junge, frische, zarte Maiskölbchen erinnert. Stimmt's?
Das Power-Bündel aus Energie und Nährstoffen ist mit seiner geladenen Lebenskraft für viele genussvolle Gerichte zu verwenden.

- Als Rohkost:
  In Salaten, besonders im Kartoffelsalat, wirkt die Vogelmiere als wahre Vitaminbombe, genauso wie bei Topfen- und Thunfischaufstrichen (siehe Rezeptteil) oder fein gehackt am Butterbrot.
- Als Dekoration:
  Mit den runden, zarten Blättern und ihren liebevollen weißen Blüten wird die Vogelmiere Ihren Gästen ein erstauntes Lächeln entlocken.
- Für Suppen, Aufläufe und Soßen (siehe Rezeptteil)
- Für Kartoffelsalat und Aufstriche (siehe Rezeptteil)
- Für Kräutermarinaden und Kräuterbraten (siehe Rezeptteil)
- Für Pesto (siehe Rezeptteil)
- Für Wildkräutersalz (siehe Rezeptteil)
- Als Blickfang auf allen warmen Beilagen

TIPP!

Wenn ich die Vogelmiere in größeren Mengen brauche, schneide ich die jungen Triebe knapp über dem Boden mit einer Schere ab.
Vor allem im zeitigen Frühjahr, wenn uns noch der Schwung fehlt und die Müdigkeit in den Winterbeinen steckt, schenkt diese wahre Vitaminbombe unserem trägen Organismus neue Lebenskraft.
Nicht nur der maiskolbenartige Geschmack, auch die Inhaltsstoffe werden Sie überzeugen, dieses Kraut beim täglichen Kochen und Garnieren zu verwenden:
Reichlich Vitamin C und das Vitamin A bildende Karotin, Schleimstoffe, ätherisches Öl, Mineralsalze, Magnesium, Kieselsäure, Zink, Phosphor, Kupfer und sehr viel Kalium. Alles dies ist kostenlos und schmackhaft zu genießen.

In Nordindien wird die Vogelmiere sogar auf Bauernmärkten verkauft.

Vogelmiere als Heilkraut

Seit vielen Jahrhunderten ist die Vogelmiere als Heilkraut bekannt. Schon Sebastian Kneipp behandelte mit der Vogelmiere Entzündungen der Atemwege und ließ dabei eine gute Fleischbrühe mit der Vogelmiere verabreichen. Auch zur Linderung bei Hämorrhoiden verwendete er die Pflanze.

Weitere Heilwirkungen der Vogelmiere sind:

Sie ist verdauungsfördernd, harntreibend und schmerzlindernd. Alle vom Rheuma Geplagten sollten sich jeden Tag frische Vogelmiere vor der Haustüre holen.

FRISCHPRESSSAFT

Ich verwende den frischen Presssaft bei Ekzemen und Hauterkrankungen, Schuppenflechte und entzündeten Augen. Dass ihre Saponine Juckreiz mildernd sind, das wusste man schon im 17. Jahrhundert. In meinem Grüntrunk befindet sich ein beachtlicher Anteil an Vogelmiere-Frischpresssaft (siehe Rezeptteil).

TEE

2 TL frisches Kraut oder 1 TL getrocknetes Kraut mit ¼ l kochendem Wasser überbrühen und 10 Min. ziehen lassen. Es können bis zu 3 Tassen täglich getrunken werden.
Mit dem Tee können Sie Ihre Schlankheitskur unterstützen, bei rheumatischen Beschwerden die Therapie begleiten, ihn zur Linderung bei Gichtschmerzen oder zur Unterstützung der Wundheilung verwenden.

ABSUD

2 TL frisches Kraut oder 1 TL getrocknetes Kraut mit 1/8 l kochendem Wasser überbrühen und 10 Min. ziehen lassen. Zum Auflegen als warmen Umschlag bei übermäßigem Milchfluss bei stillenden Müttern oder zum Abstillen. Außerdem kann man den Absud auch für Augenspülungen bei Entzündungen verwenden.

TIPP!

Bei offenen alten Geschwüren mischt man Spitzwegerichkraut, Zinnkraut und Vogelmiere zu gleichen Teilen, fertigt daraus einen Absud und wäscht damit die Wunde aus.

Tiere

Der Hühnerdarm ist bei jedem Federvieh als reiche Vitaminquelle beliebt und alle Hühnerbesitzer können sich durch sie über den frühzeitigen Legebeginn ihrer Hühner im Frühling freuen.

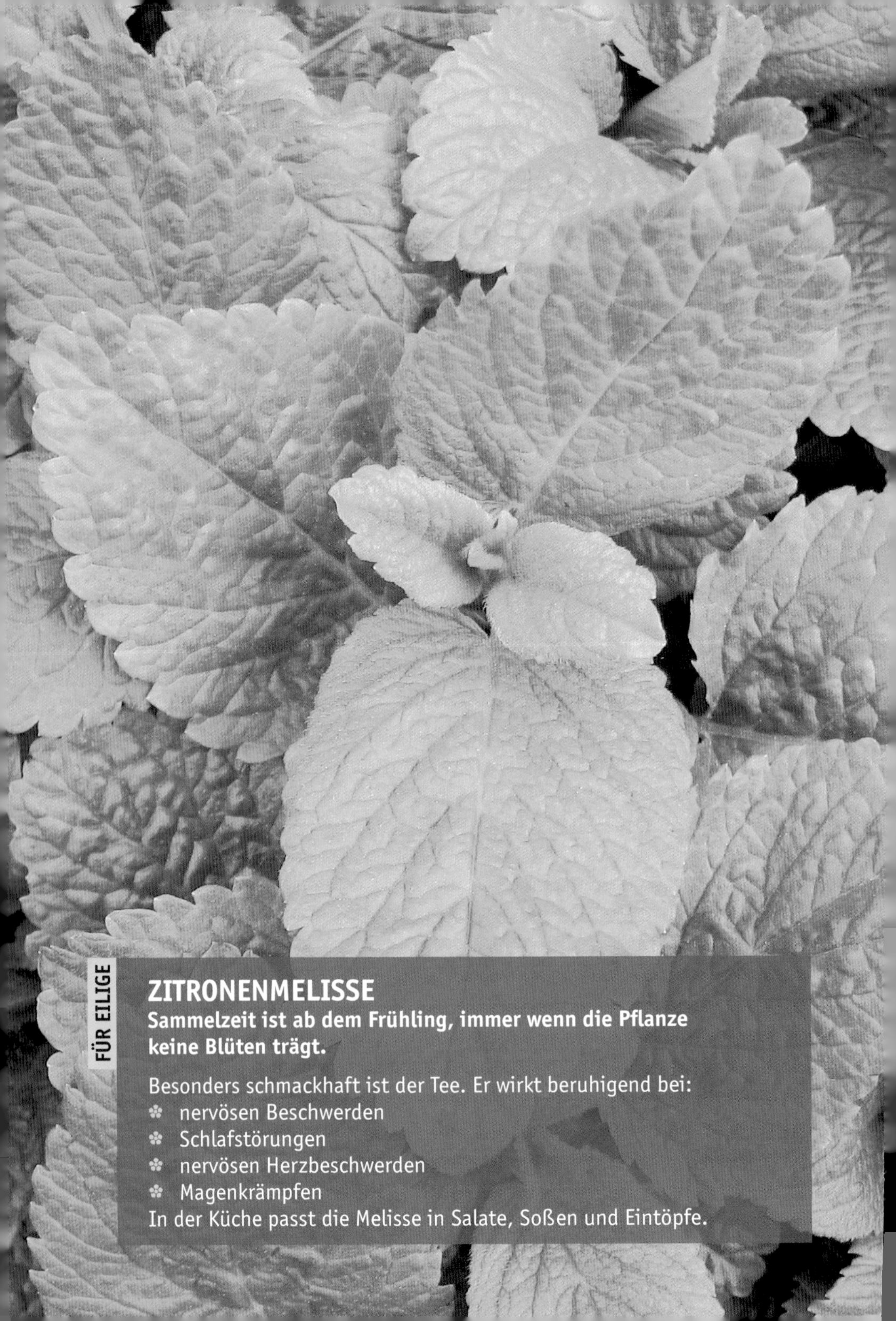

FÜR EILIGE

ZITRONENMELISSE

Sammelzeit ist ab dem Frühling, immer wenn die Pflanze keine Blüten trägt.

Besonders schmackhaft ist der Tee. Er wirkt beruhigend bei:

- nervösen Beschwerden
- Schlafstörungen
- nervösen Herzbeschwerden
- Magenkrämpfen

In der Küche passt die Melisse in Salate, Soßen und Eintöpfe.

Zitronenmelisse

(Melissa citrata)

Die Bienen lieben ihre dicken Nektartränen. Ich schätze die Melisse in der Küche und als genussvolle Medizin.
Im 17. Jahrhundert schrieb der Naturheilkundige J. Evelyn: Melisse ist das Heilmittel für den Kopf.
Arabische Ärzte schätzen ihre Wirkung auf das Herz, bei Herzklopfen und Angstzuständen.

INHALTSSTOFFE

- Ätherisches Melissenöl mit Citronella
- Citral
- Gerb- und Bitterstoffe
- Caryophyllen
- Flavonoide

Sammelzeit

Für Heilzwecke werden die Blätter kurz vor der Blütezeit (April/Mai, Juni und im Herbst) gesammelt, da zu diesem Zeitpunkt der Gehalt des ätherischen Öls, das sich in winzigen Drüsen an der Unterseite der Blätter befindet, am höchsten ist. Während der Blüte riecht und schmeckt sie nicht anziehend.
Schonende, schattige, rasche Trocknung der Blätter ist wichtig, damit das zarte zitronenartige Aroma der Blätter erhalten bleibt.

Verwendung in der Küche

Melissenblätter schmecken überall sehr gut dazu, wo zitroniges Aroma den Gesamtgeschmack verfeinern darf. Fein geschnitten passt

Melisse in Salate, Weichkäse, Soßen, Gemüse und Eintöpfe, als Dessert, als Dekoration auf Eis und allem Süßen.
In Eiswürfelbehälter sieht ein Blatt in Wasser gefroren besonders nett aus, wenn es in den Sommergetränken serviert wird.

- Kräutersalz (siehe Rezeptteil)
- Kräuter- und Melissensirup (siehe Rezeptteil)

Verwendung als Heilmittel

Im Vordergrund steht für mich die wohlschmeckende, beruhigende Wirkung von Melissentee. Nervöse, reizüberflutete und ängstliche Menschen, die nicht zur nächtlichen Ruhe kommen, sollten den Melissentee längere Zeit genießen.

SCHLAFTEE

3TL Blätter mit 1/4 l kochendem Wasser überbrühen und 10 Min. ziehen lassen, dann etwas abgekühlt und mit Honig verfeinert servieren. Danach legen Sie die Beine hoch, drücken die wärmende Tasse an Ihre Brust, vergessen Sorgen, Feindseligkeiten und Stress und lassen sich auf die wohltuende Wirkung ein.
Zum Abendbrot mache ich oft Melissentee.
Der Tee vertreibt innere Schwermut, stärkt das Gedächtnis, ist gut gegen Blähungen und Sodbrennen.
Das ätherische Öl wirkt krampflösend und schmerzlindernd.
Das Melissenöl hat eine nachgewiesen pilzvernichtende und bakteriostatische Wirkung.

TEE

2 TL mit 1/4 l kochendem Wasser überbrühen und10 Min. ziehen lassen.

MELISSENBAD

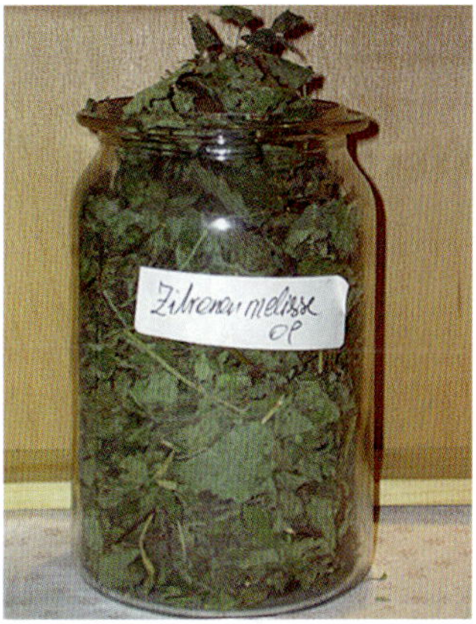

3 Handvoll mit 1 l kochendem Wasser überbrühen und dem Badewasser zusetzen.
Ruhe und Frieden kehrt wieder ein.

MELISSENWEIN

2 Handvoll Blätter in 1 l gutem Weißwein 24 Stunden bei 35 Grad warm halten, dann abgießen.

MELISSENGEIST

1611 erlangte die Zitronenmelisse zum ersten Mal ihren Weltruhm, denn damals erzeugten die barfüßigen Karmelitermönche den bekannten Melissengeist, den es heute noch gibt.

TIPP!

In Arabien wird bei Depressionen 1 Gewürznelke, etwas Zimt und 1 EL Melissenblätter als Tee zubereitet. Schmeckt vorzüglich!

Mit Melissenblättern können Sie Ihre Familie mit mehr Grün in der Nahrung konfrontieren. Das Auge wird es immer öfter sehen und bald wird der für die natürliche Gesundheit lebenswichtige grüne Pflanzensaft im täglichen Speiseplan seinen Platz finden.

Die Geschichte vom Essig der Diebe

Während der großen Pestepidemie von Toulouse im Jahr 1630 begannen gewitzte Diebe ohne Angst vor Ansteckung die umherliegenden Leichname auszuplündern. Sie wurden gefasst und zum Tode verurteilt, aber für die Preisgabe ihres Geheimnisses, wie sie trotz Kontakt mit den Toten frei von der Pest blieben, wollten die Ratsherrn ihnen das Leben schenken. Sie gestanden, die weit verbreiteten einheimischen Heilkräuter wie Salbei, Quendel, Lavendel und Rosmarin in Essig eingelegt und zum Schutz vor der Pest den ganzen Körper damit eingerieben zu haben. Als ein Jahrhundert später wieder eine Epidemie ausbrach und Marseille lahmlegte, fand dieser Vorgang geniale Wiederholungstäter. Mit einem Zusatz von Knoblauch wurde die antiseptische Lotion verfeinert. Seit dieser Zeit findet man in der Naturheillehre ein Rezept mit dem Namen „Essig der Diebe".

Sie brauchen kein Dieb zu werden, aber der nächsten Grippewelle, Vogel- oder Schweinegrippe sehen wir gelassen entgegen. Dazu geben wir den Absud ins Badewasser.
Ach, die arme Pharmaindustrie wird keine Freude mit dieser Entdeckung haben!
Die Millionen Impfstoffe wurden umsonst entwickelt! Keiner braucht sie, wenn Salbei, Quendel, Rosmarin, Lavendel, Knoblauch und der Herrgott uns vor den Epidemien beschützen.

Natur-Hausapotheke

Getrocknete Brennnesselblätter
Ackerschachtelhalm (Zinnkraut)
Schafgarbe
Johanniskraut
Salbei
Hustentee 21 Kräuter
Atemfreibalsam lindert ohne Hautreizung den Husten und Halsweh
Spitzwegerichsaft
Latschenkieferöl zum Inhalieren
Ringelblumenbalsam
Original Schwedenbitter zum Einnehmen und für Wickel
Gelenksbalsam mit natürlichem Antibiotikum bei Schmerzen im Bewegungsapparat
Aloe-Gel 98 % für Sonnenbrand und Verbrennungen, Insektenstich
Wärmeflasche
Wattepads, Klarsichtfolie, Bandage (siehe Schwedenbitter)
Socken (für Essigpatscherl bei übermäßigem Fieber)
Fieberthermometer
Vollsalz (gehört ins Fußbad bei Erkältungen)

Versand als Gesamtpaket möglich (außer den letzten 5 Utensilien),
Anfrage per E-Mail: k.postlmayr@aon.at

Meine Erste Hilfe aus der Kräuterschatzkiste

Bei jedem kleinen Anzeichen, jedem leisen Hilfeschrei des Körpers versuche ich mir die Pflanze zu holen, die gerade ihren höchsten Wirkungsgrad hat (siehe Sammelzeit).
Bei meiner großen Familie gibt's da häufig Bedarf.
Mein Motto: Für jedes Leiden wächst das Richtige vor der Haustür!
Ich habe aber auch Tipps für Unkundige und Städter, die keine unbelasteten Kräuter vor der Haustür finden.

Akne und Hautprobleme

Für jugendliche Haut empfehle ich, auf chemische Keulen zu verzichten: kein Salzgebäck, kein Kochsalz (lässt sich durch Vollsalz ersetzen), keine Stapelchips, nichts Scharfes, wenig Fettes und wenig Kaffee sowie keinen Alkohol.
Ab sofort steht jeden Tag Bewegung an der frischen Luft am Programm!

- Brennnessel als Tee, als Gemüse und roh im Erdäpfelsalat und als Badezusatz (Seite 27)
- Gundelrebe Tee und Waschung (Seite 48)
- Zinnkraut Tee und Waschung (Seite 16)
- Gesichtsdampfbäder mit Johanniskrauttee und Salbeitee
- 1 EL Braunhirse täglich im Apfelmus, dazu noch Dolomitpulver, in Wasser aufgelöst, und viel frisches und rohes Gemüse

Das sind meine schnellen Wunderwaffen.

- Bei graufettiger und grobporiger Haut wirkt der frische Saft von Erdbeeren, Gurken und Zitronen.

- Gurken in Scheiben schneiden und auflegen, 10 Min. einwirken lassen, danach lauwarm abwaschen. Eine Woche lang sollten Sie diese Anwendung täglich durchführen.
- Auch Gesichtsmasken aus Honig lindern Aknesymptome. Mit Schwedenbitter abtupfen und danach Ringelblumenbalsam auftragen, das haben wir oft in den Pubertätsjahren angewendet.

Bei Verbrennungen und Sonnenbrand hilft sanft einmassiertes Johanniskrautöl (Seite 55).

Blutdruck hoch

Jede Feindseligkeit und Unversöhnlichkeit lässt Ihren Blutdruck steigen. Versuchen Sie, Dinge zu bereinigen, und lernen Sie zu verzeihen, innerlicher Friede macht Ihr Leben harmonischer.

Ab sofort jeden Tag 30 Minuten flott bewegen. Sport ist Mord, ja, aber – kein Sport ist Selbstmord! Wenn die Sonne scheint, wirkt der Spaziergang doppelt, denn auch die Portion Vitamin D, von der Sonne gespendet, senkt den Blutdruck.

- Tee von der Schafgarbe 3 Wochen lang täglich 3 Tassen trinken (Seite 54)
- Kräutertee: 10 g Mistel, 10 g Gänsefingerkraut, 10 g Arnikablüte, 20 g Ackerschachtelhalm. 1 TL dieser Mischung mit ¼ l kochendem Wasser überbrühen und 10 Min. ziehen lassen.
- Essen Sie täglich eine kleine Gabel voll Sauerkraut, Äpfel, Trauben, Zwetschken und Preiselbeeren, Reis und viel Knoblauch.
- Meiden Sie Eier, Käse, Erbsen, Bohnen, Rosmarin.

Endlich geben auch Mediziner zu, dass viel Bewegung und eine Ernährungsumstellung Ihren Medikamentenkonsum stark drosseln könnten. Ich gehe noch weiter: Grüne und bittere Lebensmittel, Bewegung und menschliche Wärme sind unsere Säulen der Gesundheit.

- Der Saft der Roten Rübe hat auch eine blutdrucksenkende Wirkung.
- Einen EL Schwedenbitter, in Wasser verdünnt, sollten Sie über längere Zeit einnehmen.

Bei niedrigem Blutdruck sollten Sie Rosmarintee am Morgen trinken.

Cholesterinwert zu hoch

- Ab sofort bei jeder Witterung Bewegung an der frischen Luft
- 2 EL Schwedenbitter täglich (Seite 108)
- Mehrmals täglich 1 Gabel rohes Sauerkraut langsam gekaut einnehmen.
- Gönnen Sie sich oft Heidelbeeren.
- Reduzieren Sie Ihr Gewicht, wenn das der Grund ist!
- Die Ernährung genau unter die Lupe nehmen.

Diabetiker

- Ihr Speiseplan sollte sehr wenig rotes Fleisch enthalten.
- Alkohol und Nikotin müssen wegbleiben.
- Empfehlen kann ich Ihnen Topinambur, die Süßkartoffel.
- Tee von der Löwenzahnwurzel oder vom Maisblatt
- Alle bitteren Gemüsesorten, Sauerkraut und Kräuter werden Ihnen gut tun.
- 3 Wochen lang 3 x täglich etwas Wacholderbeersaft.
- Ab März, wenn die frischen Brennnesseln aus der Erde schlüpfen, sollten Sie 3 Wochen lang 3 x täglich frischen Brennnesseltee trinken. Ich empfehle, die Blätter selbst zu sammeln. PS: Es wirken auch die aus der Apotheke, aber Ihnen fehlt die Bewegung.

Erkältung, Husten, Schnupfen, Heiserkeit, Fieber

Mein Lieblingsthema: **Vorbeugen** in Erkältungszeiten

- Die Hühnerbrühe ist ein wichtiger Punkt zum Vorbeugen und Gesundwerden. (Seite 123)
- 1 EL Schwedenbitter täglich zum Immunsystem stärken. (Seite 108)
- Jeden Tag an der frischen Luft spazieren gehen.
- Niemals mit kalten Füßen herumsitzen.
- Bei den ersten Anzeichen einer Grippe sofort reagieren mit:
  Fußbad mit Vollsalz
  Dampfbad mit Latschenkieferöl
  Hals- und Brustwickel mit Atemfrei-Balsam
  Hustensaft vom Spitzwegerich
  Lindenblütentee und Lindenblütenschwitzkur bei Schüttelfrost (Seite 57)
  Salbeitee bei Halsschmerzen (Seite 74)
  Dost- oder Quendeltee bei fest sitzendem Husten (Seite 32 und 66)
  Erkältungsbad mit Quendelabsud (Seite 66)
  Ein Glas warme Milch mit 1EL Honig wirkt lindernd im Hals.
  Kühle Schlafzimmertemperaturen sind besser verträglich.

Wichtig! Lassen Sie Ihren Abendtermin sausen und schlüpfen Sie ins Bett. Sie sind bald wieder fit. Sie geben Ihrem Organismus genau zum richtigen Zeitpunkt eine natürliche Stütze.

Über Fieber sollten Sie sich freuen, Ihr Körper arbeitet auf Hochtouren mit seinen Selbstheilungskräften. Lassen Sie die Kräfte des Körpers in Ruhe arbeiten, aber viel Flüssigkeit und Schlaf brauchen Sie jetzt unbedingt.

Wenn das Fieber zu hoch wird, helfen Essigpatscherl, Topfen und Schwedenkräuterwickel. Wenn das Fieber nicht sinkt, fragen Sie Ihren Arzt.

Gewicht

Hoffentlich legen Sie jetzt das Buch nicht weg. Ich möchte der Mutmacher sein! Stellen Sie sich Ihr Unterbewusstsein wie die Festplatte eines Computers vor. Ihre ungesunde Lebensweise ist dort wie ein Programm abgespeichert. Doch die gute Nachricht ist: Damit müssen Sie sich nicht abfinden. **Sie können dieses ungesunde Programm einfach löschen** und mit einem neuen, gesunden überschreiben.
Ihre überflüssigen Kilos können purzeln, wenn Sie ab sofort

- Sich täglich 30 Min. flott bewegen und keinen Rückzug bei schlechter Witterung machen.
- Wählen Sie Speisen, die Sie noch kauen müssen. Keine weiche Industrienahrung. Das Kauen von rohen, grünen und bitteren Lebensmitteln regt den Verdauungsprozess an und somit wird der Verbrennungsprozess beschleunigt. Das Nahrungsfett landet nicht in den Depots.
- Zu vermeiden sind: Schwer verdauliche und geräucherte Speisen, Kochsalz und Alkohol.
- Frauenmanteltee wirkt unterstützend.
- Haustee für Mollige: 20 g Wacholder, 20 g Angelikawurzel, 10 g Salbei, 20 g Wegwarte, 30 g Wermut
  1 EL dieser Mischung mit 1/4 l kochendem Wasser überbrühen und 10 Min. ziehen lassen. Den Tee warm am Morgen trinken.

Bei einer Diät bleibt jedes Gramm Fett Ihres Körpers genau da, wo es ist. Das Einzige, woran sich Ihr Körper bedient, sind die wichtigen Nährstoffe und Mineralien, die er braucht, um zu funktionieren. Hören Sie endlich auf, sich mit Diäten quälen zu lassen. Versuchen Sie es! Der ganze Bewegungsapparat, der Blutdruck, der Blutzucker, die Herztätigkeit, alles wird sich bessern. Bewegung heißt der Fettkiller.

Gicht (Rheuma, Arthrose)

- Schmerzen lindere ich durch Sonnenbad und Wechselduschen.
- Vielen Rheumakranken bringt das Auflegen von Eiswickeln und Pflanzenwickeln mit Eisbeutel die erhoffte Linderung. Gut wirksam bei erneuten Schüben der Krankheit.
- Weiters wirken Wickel aus Schwedenkräuter oder mit Salz und Kohlblättern schmerzlindernd.
- Zu vermeiden ist der Umgang mit aggressiven Putzmitteln, Deos, Kosmetika.
- In der Küche weglassen sollten Sie: gemischtes Vollkornbrot, Spargel, Spinat, Sauerampfer und Cola. **Weiters das Sonnenblumen- und Weizenkeimöl. Es enthält Linolsäure und das verschärft den Krankheitsverlauf** (Ergebnis einer hochaktuellen Studie).
- **Zu empfehlen sind: Kartoffeln** in allen Zubereitungsarten (außer frittiert) wegen des geringen Puringehaltes; Früchte, Sellerie, Zwiebeln, Tomaten, alle Kohlarten und grünen Salate, Eier und Vollkornteigwaren, Braunhirse, Kräuter und besonders vielen roher Erdholler (Giersch), Brennnesseltee und Brennnessel als Gemüse (Seite 27), Zinnkraut als Tee und Absud im Badewasser (Seite 16)
- Bei Hexenschuss und Ischias massiere ich längere Zeit Johanniskrautöl auf die schmerzende Stelle (Seite 55), Badezusatz aus Quendelabsud (Seite 66).

Immunsystem stärken

- Ein wahrer Genuss ist: Barfuß gehen im Morgentau, danach die Beine warm waschen und dicke Socken anziehen. Das regt den Kreislauf an und stärkt das Immunsystem.
- Besonders im Herbst schätze ich zum Frühstück ein Glas roten Johannisbeersaft.

- Im Herbst sollte man besonders vitaminreiche Früchte wie Zwetschken, Brombeeren, Preiselbeeren und Hagebutte verzehren, da diese Früchte genau jetzt wahre Vitaminbomben sind.
- An kühlen Abenden empfehle ich ein Quendelbad (Seite 66).
- 1 EL Schwedenbitter in Wasser verdünnt trinken.
- Wenn trotz alldem Immunsystem-Stärken die Nase läuft, lesen Sie weiter bei Erkältungen.

Insektenstich

- Spitzwegerichblatt mit den Fingern zerreiben oder im Mund kauen, dann den Brei auftragen (Seite 82).
- Eine weitere Möglichkeit ist, Aloe-Gel 98 % auftragen (Seite 137).
- Eine angeschnittene Zwiebel auflegen und der Schmerz vergeht rasch.

Kopfweh, Migräne, Müdigkeit

- Nützen Sie die Kraft der Schafgarbe als Tee (Seite 78).
- Wenn ein Migräneanfall kommt, machen Sie sich einen Schwedenkräuterwickel (Seite 109). Den Wickel setze ich häufig ein, weil er sehr rasch wirkt.
- Manchmal reicht es schon, wenn ich etwas Schwedenbitter auftupfe.
- Verbringen Sie viel Zeit an der frischen Luft und lassen Sie sich Bananen in Buttermilch schmecken.
- Schlafen Sie in einem kühlen Raum!
- Versuchen Sie täglich 1 Gläschen Rosmarinwein zu trinken. Dazu 1 l Rotwein und 5 EL Rosmarin 2 Tage ziehen lassen.
- Oft entsteht Kopfweh aufgrund von Kalium-, Kalzium- und Magnesiummangel. Dazu empfehle ich Dolomit. Das wirkt nervenstärkend.

Leber

Leber und Galle unterstütze ich mit:

- Tee: Löwenzahnwurzel oder Löwenzahnblatt (Seite 62)
- Tee: Zitronenmelisse mit Honig (Seite 92)
- Einem Abend-Heiltee für die Leber: Je 1 Prise Anis + Quendel pro Tasse
- Wickel aus Schwedenkräutern (Seite 109)
- Wickel aus Zinnkraut (Seite 17)
- Vermeiden sollten Sie Zwiebel, Spinat und Kaffee. Zucker und Rohkost am späten Abend.
- Frischen Rettichsaft trinken
- Petersilie, Löwenzahnblatt, Erdbeeren, Endiviensalat, Bohnenkraut verwenden.
- Alle bitteren Speisen tun der Leber gut.
- Ist die Leber krank, folgt ein geschwächtes Herz.
- Bei einer Fettleber sind die Leberarbeitszellen funktionsuntüchtig.
- Achten Sie auf die Leber, sie ist besonders wichtig.

Magen und Darm

- Ringelblumenblütentee stärkt den Magen (Seite 70).
- Schafgarbentee lindert Magenprobleme (Seite 78).
- Bei jeder Art von Übelkeit hilft ein EL Schwedenbitter in Wasser (Seite 108).
- Auf Ihrem Speiseplan sollte Schonkost stehen, wie z. B. gekochte Karotten und Kartoffeln sowie Haferflockengerichte.
- Erdmandeln sind eine Wellness-Kur für den kranken Darm.
- Ein Tag Heilfasten bringt Erholung für den Magen.

Menstruationsbeschwerden

- Bei allen Unregelmäßigkeiten haben wir die Möglichkeit, mit Kräutern Linderung zu finden.
- Eine warme Wärmeflasche auf den Bauch bringt schon viel Erleichterung.
- Frauenmantel als Tee (zu schwache Blutung)
- 1 EL Hirtentascherl in 1/4 l Wein 1/4 Std. kochen (zu starke Blutung) (Seite 51)
- Hirtentascherl als Tee (Seite 51)
- Schafgarbe als Tee und Bad (krampflösend und regulierend) (Seite 78)
- Gänsefingerkraut (krampflösend) (Seite 38)

Niere und Blase

- Eine Wärmeflasche habe ich in diesem Fall immer zur Stelle.
- Wickel aus Schwedenbitter wirkt sehr gut (Seite 109).
- Brennnesseltee (Seite 27)
- Tee und Sitzbad mit Zinnkraut (Seite 16)
- Goldrutentee (Seite 45)
- Eine 8-tägige Saftkur mit Selleriesaft oder Salat aus 10 dag Zwiebel, 10 dag Sellerie, 10 dag Karotten, 3 rohen Maroni. Zerkleinern und marinieren mit Kräutersalz, Öl und Essig
- Wer gerne Most trinkt, sollte den von der Birne wählen.
- Gerne trinke ich Preiselbeersaft, aber auch die rohen und getrockneten Preiselbeeren bringen Linderung.

Ohrenschmerzen

- Sofort bei den ersten Anzeichen nehme ich etwas Ringelblumenbalsam, streiche ihn in das schmerzende Ohr, dann gebe ich einen halbierten, in Schwedenbitter getränkten Wattebausch in das Ohr. Sie werden staunen, wie schnell das Klagen vergeht.

Osteoporose

- Alle Knochenbeschwerden lassen sich mit kieselsäurehältigen Kräutern positiv beeinflussen.
- Erdholler roh in allen Formen (Seite 42)
- Zinnkraut als Tee und Bad (Seite 16)
- Brennnessel als Tee, aber auch als Rute (Seite 27)
- Braunhirse und Dolomit beschleunigen den Gewebeaufbau.

Schlafstörung, Nervosität, depressive Verstimmung

Am Abend sollten Sie das Fernsehen und die Computerarbeit vermeiden und sämtliche Unstimmigkeiten klären.
Der innere Friede lässt Sie in Ruhe einschlafen.

- Melissentee mit Honig beruhigt.
- Absud aus Zitronenmelisse ins Badewasser (Seite 92)
- Hopfendolden als Tee
- Baldriantinktur ½ Std. vor dem Schlafengehen
- Viel Bewegung an der frischen Luft und bei offenem Fenster schlafen.
- Rohkost sollte nur bis 15 Uhr verzehrt werden, damit auch die Leber zur Ruhe kommt.
- Versuchen Sie auf die Schlaftablette zu verzichten.
- Johanniskrauttee bringt nach einer 2-wöchigen Kur eine Gemütsaufhellung (Seite 54).

Sodbrennen

- Schafgarbentee (Seite 78)
- Weiters empfehle ich, eine rohe Kartoffel zu reiben und auszupressen. Schon nach 3–4 Tagen regelmäßiger Einnahme von 1 EL Kartoffelsaft werden Sie eine deutliche Erleichterung spüren.

- Essen Sie sooft wie möglich Kartoffelpüree, Biotomaten, rohen Selleriesalat. Vollkornbrot sollte nur aus einer Kornart zubereitet sein.
- Karotten- und Selleriesaft sind sehr bekömmlich.

Verstopfung

Ein sehr ernst zu nehmendes Problem. Einfache Tipps sind:

- 1 Glas heißes Wasser sofort nach dem Aufstehen trinken.
- 1 EL Schwedenbitter vor dem Frühstück nehmen.
- 1 EL Olivenöl mit Zitronensaft mischen und vor dem Frühstück trinken.
- Tagsüber achten Sie auf ballaststoffreiche, grobfaserige, rohe Ernährung.
- Bittere Nahrungsmittel regen den Stoffwechsel und die Verdauung an.
- Viel Bewegung hilft.
- Meiden Sie Abführmittel, davon wird Ihr Darm faul und träge.
- Die Werbung lügt Sie bei den probiotischen Drinks bezüglich der Wirkung an. Forschen Sie selbst nach, Sie werden staunen.

Wadenkrampf

Erleichterung bei Wadenkrampf bringt:

- 1 EL Gänsefingerkraut in ¼ l kochender Milch 10 Min. überbrühen, langsam trinken.
- Schafgarbentee (Seite 78)
- Dolomit ist eine Mischung aus 2 Teilen Kalzium und 1 Teil Magnesium, welche vom Körper zu 100 % aufgenommen wird und dadurch in kurzer Zeit Erleichterung bringt. Das wurde schon von sehr vielen Geplagten bestätigt.

Wechselbeschwerden

Freuen Sie sich über den neuen Lebensabschnitt. Nützen Sie jede Minute zur Bewegung an der frischen Luft.

- Ansteigende Fußbäder mit Fichtennadelnabsud.
- Salbei als Blatt roh zu kauen.
- Weiters Salbei als Tee, 1–3 Wochen lang 2 Tassen pro Tag (Seite 66)
- Salbei als Tinktur bei Hitzewallungen. Reguliert die Hitze im Körper.
- Schafgarbentee (Seite 78)
- Frauenmanteltee (Seite 35)
- Lieben Sie sich selbst und Ihr Körper wird strahlen.
- Die Angriffsfläche der Blase ist nach dem Wechsel erhöht. Bakterien können dadurch leichter eine Blasenentzündung auslösen. Deshalb ist es sehr wichtig, ab sofort darauf zu achten, dass die Füße immer warm gehalten werden.

Zahnschmerzen

- Außer dass Sie einen Termin beim Zahnarzt vereinbaren, können Sie Ihre Zahnschmerzen mit einem in Schwedenbitter getränkten Wattebausch lindern (Seite 108).
- Ein kurioses, aber wirksames Mittel ist, eine geschälte Knoblauchzehe in das Ohr stecken, auf dessen Seite die Zahnschmerzen sind. Es klingt idiotisch, aber es wirkt. Sie können es testen. Das ist kein Schmäh.

Die altbewährten, bitteren Schwedenkräuter

im letzten Originalrezept von Maria Treben

Schon seit drei Jahrzehnten hat dieses dunkle, bittere Gebräu den wichtigsten Platz in meiner Hausapotheke.

Neben einer ausgewogenen, gesunden Ernährung ist dies die einfachste Art, das Immunsystem zu unterstützen, die Abwehrkräfte zu steigern und somit vorbeugend und gestärkt der Husten-Schnupfen-Heiserkeit-Zeit entgegenzutreten.
Bei allen Arten von Unwohlgefühlen trinke ich täglich 1 EL Schwedenbitter in einem Glas Wasser, Tee oder Fruchtsaft.
Meine Verdauung glänzt wie aus dem Bilderbuch, da die bitteren Heilkräuter den Stoffwechsel in Schwung bringen. Auch bei der Fettverbrennung im Verdauungsablauf sind die Bitterstoffe ein wirksames Mittel, den Fettpölsterchen an den unpassenden Stellen den Garaus zu machen.
Bitter macht lustig, sagten schon alte Heilkräuterkundige, dem kann ich voll zustimmen. Ist der Stoffwechsel in Schwung, geht's allen Organen und der Psyche gut. Die enthaltenen originalen bitteren Heilkräuter von Maria Trebens letzter Rezeptur decken seit Jahrzehnten einen großen Wirkungsbereich sehr erfolgreich ab. Mir gefällt daran so gut, dass ich mir die Wirkung nicht einreden muss, sondern dass der Herrgott genau diese Pflanzen, die in diesem Trunk enthalten sind, für uns in großer Vielfalt geschaffen hat. Die angegebenen Inhaltsstoffe sind von den Arzneipflanzenforschern nachgewiesen und bestätigt worden.
Der Schwedenbitter ist ein Allheilmittel bei Wespenstichen, Zahn-

schmerzen, Fieberblasen, Halsschmerzen, Verstopfung, Ohren-, Kopfschmerzen und Leber–Galle–Magen–Problemen. Meinen Blutdruck halte ich damit im Normbereich und auf die Cholesterinwerte wirkt er positiv.

Wenn sich jemand in meiner großen Familie verletzt, verwenden wir den puren Schwedenbitter zum Reinigen der Wunde, aber er lindert auch die Schmerzen sowie die Abheilung und sorgt für eine schöne Vernarbung.

Anwendung als Wickel

Wichtig ist es, direkt auf die zu behandelnde Stelle einen sehr guten Ringelblumenbalsam aufzutragen. Darüber lege ich einen getränkten Wattebausch und wickle eine Klarsichtfolie herum. Mit einer Bandage oder einem Tuch hält der Wickel recht gut und sollte vier Stunden getragen werden (am besten nachts).

Bei schwerwiegenderen Fällen finde ich es sinnvoll, mit dem Balsam des Schwedenbitters die Behandlung fortzusetzen. Viele Schmerzpatienten haben das schon bestätigt.

Mein Schwedenbitter darf nicht gesüßt sein, er muss einen Naturkampfer und alle bitteren und herben Wurzelteile beinhalten, damit er auch seine Wirkung entfalten kann.

Wildkräutersalz

Für das Wildkräutersalz sammle ich:

PFLANZEN	SAMMELZEIT	INHALTSSTOFFE, WIRKUNG
Vogelmiere	2–10	Viel Vitamin C, aparter Geschmack
Gundelrebe	3–10	Kieselsäure, Vitamin C
Bärlauch	3–4	blutreinigend, blutdrucksenkend
Brunnenkresse	3–4	Vitamine A, C, D, E; Eisen
Wiesenschaumkraut	3–5	Vitamin C, anregend
Löwenzahn	3–5	Bitterstoffe, Vitamin C
Erdholler	1–12	Eisen, Kieselsäure
Breitwegerich	3–6	nat. Antibiotikum
Gänseblümchen	3–6	schleimlösend
Sauerampfer	3–8	Vitamin A, C
Erdbeerblätter	3–8	verdauungsfördernd
Brombeerblätter	3–8	blutreinigend
Brennnesselblätter	3–8	harntreibend
Krenblatt	3–8	angenehm scharf
Estragon	3–8	Gewürzpflanze, regt die Verdauungssäfte an
Currykraut	3–8	Gewürzpflanze
Kapuzinerkresse	4–9	nat. Antibiotikum
Schnittlauch	4–9	fördert die Verdauung
Schnittknoblauch	4–9	fördert die Verdauung und Fettverbrennung
Salbei	5–8	Stärkungsmittel, entzündungshemmend
Basilikum	5–7	fördert die Verdauung und Fettverbrennung
Thymian	5–8	für Diabetiker und Herzkranke
Quendel	6–9	nat. Antibiotikum, verdauungsfördernd
Lavendel	5–8	beruhigend
Petersilie	5–8	regt die Verdauung an

PFLANZEN	SAMMELZEIT	INHALTSSTOFFE, WIRKUNG
Liebstöckl	5–9	regt die Nierentätigkeit an
Klettenlabkraut	5–9	nierenunterstützend
Ringelblume	6–9	zellerneuernd
Gänsefingerkraut	4–9	krampflösend, Vitamin C
Schafgarbenblatt	6–9	leichter Bitterstoff, nat. Antibiotikum
Zitronenmelisse	4–8	vernichtet Bakterien, beruhigend
Dost	7–9	verdauungsfördernd, nierenunterstützend
Rosmarin	6–9	bei niedrigem Blutdruck
Eberraute	6-9	fördert die Magensekretion
Beifuß	7-9	fördert die Fettverbrennung
Bohnenkraut	7-9	verhindert Blähungen, pfeffriges Aroma
Sellerieblatt	7-9	appetitanregend
Dill	7-9	harntreibend
Goldmelisse	7-9	bitteres Magenmittel
Wilder Kümmel	7-9	erhöht die Gallenabsonderung
Borretsch	7-9	stärkt Gehirn und Verstand
Pfefferminze	8-9	verhindert das Völlegefühl

Verwenden Sie kein weißes Salz – die viele Arbeit wäre umsonst. Alle angegeben Kräuter (Ausnahmen habe ich schon erwähnt) bei 35 Grad an einem luftigen, schattigen Ort trocknen.

Die getrockneten Kräuter vermahle ich erst bei Bedarf immer frisch mit einem Naturvollsalz.

Sammelzeit und Wirkung der Kräuter

PFLANZEN	SAMMELZEIT	WIRKUNG, INHALTSSTOFFE
Bärlauch	2–4	blutreinigend, blutdrucksenkend
Basilikum	5–7	Verdauung, Fettverbrennung
Beifuß	7–9	Fettverbrennung
Bohnenkraut	7–9	verhindert Blähungen, pfeffriges Aroma
Borretsch	7–9	stärkt Gehirn und Verstand
Breitwegerich	3–6	nat. Antibiotikum
Brennnesselblätter	3–6	harntreibend
Brombeerblätter	3–8	blutreinigend
Brunnenkresse	3–4	Vitamin A, C, D, E, Eisen
Currykraut	3–8	Gewürzpflanze
Dill	7–9	harntreibend
Dost	7–9	verdauungsfördernd, nierenunterstützend
Eberraute	6–9	fördert die Magensekretion
Erdbeerblätter	3–8	verdauungsfördernd
Erdholler	1–12	Eisen, Kieselsäure
Estragon	3–8	Gewürzpflanze, regt die Verdauungssäfte an
Frauenmantel	7–9	Frauenleiden
Gänseblümchen	3–6	schleimlösend
Gänsefingerkraut	4–9	krampflösend, Vitamin C
Goldmelisse	7–9	bitteres Magenmittel
Goldrute	7–9	nierenstärkend
Gundelrebe	2–10	Kieselsäure, Vitamin C
Hirtentascherl	4–9	Frauenleiden
Johanniskraut	7–9	nervenstärkend

PFLANZEN	SAMMELZEIT	WIRKUNG, INHALTSSTOFFE
Kapuzinerkresse	4–9	nat. Antibiotikum
Klettenlabkraut	5–9	nierenstärkend
Krennblatt	3–8	angenehm scharf
Lavendel	5–8	beruhigend
Liebstöckl	5–9	regt die Nierentätigkeit an
Linde	6–7	schweißtreibend
Löwenzahn	3–5	Bitterstoffe, Vitamin C
Petersilie	5–8	regt die Verdauung an
Pfefferminze	8–9	verhindert das Völlegefühl
Quendel	6–9	nat. Antibiotikum, verdauungsfördernd
Ringelblume	6–9	zellerneuernd
Rosmarin	6–9	bei niedrigem Blutdruck
Salbei	5–8	Stärkungsmittel, entzündungshemmend
Sauerampfer	3–8	Vitamin A, C
Schafgarbenblatt	4–9	leichter Bitterstoff, nat. Antibiotikum
Schnittknoblauch	4–9	Verdauung, Fettverbrennung
Schnittlauch	4–9	Verdauung
Sellerieblatt	7–9	appetitanregend
Spitzwegerich	4–9	entzündungshemmend, schleimlösend
Thymian	5–8	für Diabetiker und Herzkranke
Vogelmiere	2–10	viel Vitamin C, aparter Geschmack
Wiesenschaumkraut	3–5	Vitamin C, anregend
Wilder Kümmel	7–9	erhöht die Gallenabsonderung
Zitronenmelisse	4–8	Bakterien vernichtend, beruhigend
Zinnkraut	5–6	nierenstärkend

Wildkräuter – die Vitaminbomben

Sammeln

Es empfiehlt sich nicht, Wildkräuter auf gedüngten Feldern oder neben stark befahrenen Straßen zu sammeln. Die Schadstoffbelastung ist zu groß. Am besten ist es, sich Kräuter von Stellen zu nehmen, wo kein Autolärm mehr vernehmbar ist.
Sammeln Sie Ihre Kräuter am späten Vormittag, wenn sie nicht taunass sind. Das Sonnenlicht steigert das Aroma einer Pflanze, deshalb auch nie an einem Regentag sammeln gehen. Achten Sie darauf, dass Sie nichts zertreten und nicht alle Pflanzen einer Art pflücken.

Trocknen

Pflanzen mit längeren Stängeln hänge ich im Dachboden oder unter einem aufgespannten Sonnenschirm auf. Wichtig sind Schatten und Luftzirkulation. Auch Blätter und Blüten sind leicht ohne künstliche Wärme zu trocknen. Falls es notwendig ist, kurz mit Wasser abspülen, dann sofort an einem warmen, schattigen und luftigen Ort trocknen.

Warum Wildgemüse gesünder ist als Kulturgemüse

Schade um die vielen Arbeitsstunden, die wir verwenden, um das Unkraut zu entfernen. Wäre es nicht interessanter, Wildgemüse zu ernten?

WILDGEMÜSE	VITAMIN C in 100 g	EISENGEHALT in 100 g
Gänsefingerkraut	402 mg	
Brennnessel	333 mg	7,8 mg
Erdholler	201 mg	16,0 mg
Scharbockskraut	131 mg	
Sauampfer	117 mg	
Löwenzahn	115 mg	1,2 mg
Vogelmiere	115 mg	8,4 mg
Gänseblümchen	87 mg	2,7 mg

KULTURGEMÜSE	VITAMIN C in 100 g	EISENGEHALT in 100 g
Endiviensalat	10 mg	1,4 mg
Kopfsalat	13 mg	1,1 mg
Grüne Bohnen	20 mg	
Erbsen	24 mg	
Chinakohl	36 mg	0,6 mg
Weißkohl	46 mg	0,5 mg
Gartenkresse	59 mg	
Brokkoli	114 mg	

Tabelle zum Kräutersammeln

PFLANZE	STANDORT	VERWENDETER TEIL	MONAT
Ackerschachtelhalm	Lehmböden, Wiese sonnig, nie im Wald	obere 2/3	5–6
Bärlauch	Waldrand	Blätter Zwiebel	2–4 6–8
Brennnessel	überall	Blätter Samen Wurzel	3–6 7 7–10
Brunnenkresse	feuchtes Ufer	Blätter	2–3
Dost	Magerwiese	Sprosstriebe	7–9
Erdholler	unter Sträuchern	Blätter, Wurzel	1–12
Frauenmantel	feuchter Wegrand	Blätter	7–9
Gänseblümchen	Wiese	Blüten, Blätter	3–9
Gänsefingerkraut	Wegrand	Blüten, Blätter	5–9
Goldrute	Waldrand	Blüten, Blätter	7–9
Gundelrebe	Wegrand	Blätter	2–10
Hirtentäschel	Wiese	Kraut	4–9
Huflattich	lehmiger Boden	Blüten, Blätter	2–3
Johanniskraut	Wegrand	Blüten, Blätter	7–9
Labkraut	Wiese	Kraut	6–9
Lavendel	trockener Boden	Blüten, Blätter	7–9
Linde	allerorts, Garten etc.	Blüte	6–7
Löwenzahn	Wiese	Blätter Blüte Wurzel	3–5 3–4 9–10
Malve	lehmiger Boden	Blüten, Blätter	6–9
Pfefferminze	Garten	Blätter	7–9

PFLANZE	STANDORT	VERWENDETER TEIL	MONAT
Quendel	magere Wiese	Blüten, Blätter	6–9
Ringelblume	Garten	Blüten	6–9
Salbei	Garten	Blätter	5–8
Schafgarbe	Wiese	Blätter Blüte	4–6 7–9
Spitzwegerich	sauerstoffarme Böden	Blätter	4–9
Vogelmiere	Wildkraut im Garten	Kraut	1–12
Zitronenmelisse	Garten	frische Triebe	4–8

Bei den meisten Pflanzen sind die Wirkstoffe in den Blättern bis knapp vor der Blüte am höchsten. In den Sommermonaten ballt sich die Kraft in der Blüte.

Im September verlegen die Heilpflanzen ihre Inhaltsstoffe in die Wurzeln, um im Frühling mit neuer Kraft die Blätter wieder aus der Erde zu treiben.

Giftige Pflanzen

- Adonisröschen
- Gemeine Akelei
- Taumelkerbel
- Kornwicke
- Zypressenwolfsmilch
- Rainfarn
- Zaunrübe
- Pfingstrose
- Buschwindröschen
- Sumpfdotterblume
- Feldrittersporn
- Besenginster
- Einbeere
- Schneerose
- Schlafmohn
- Hahnenfuß

Sehr giftig

- Wasserschierling
- Fingerhut
- Stechapfel
- Oleander
- Gelber Eisenhut
- Engelstrompete
- Maiglöckchen
- Ricinus
- Gefleckter Schierling
- Seidelbast
- Bilsenkraut
- Blauer Eisenhut
- Goldregen
- Herbstzeitlose
- Tollkirsche
- Eibe

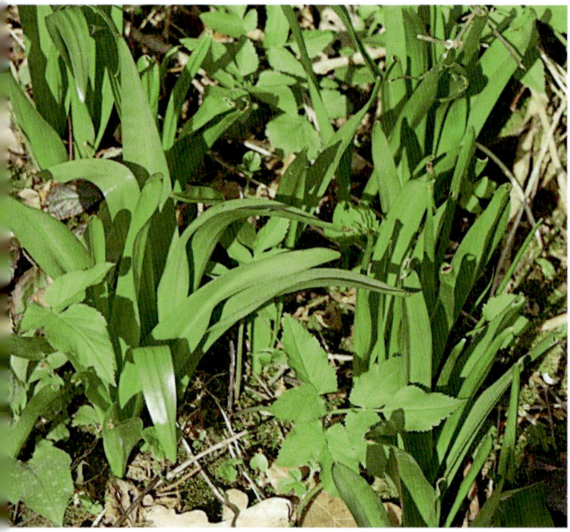

HERBSTZEITLOSE

(Colchicum autumnale)

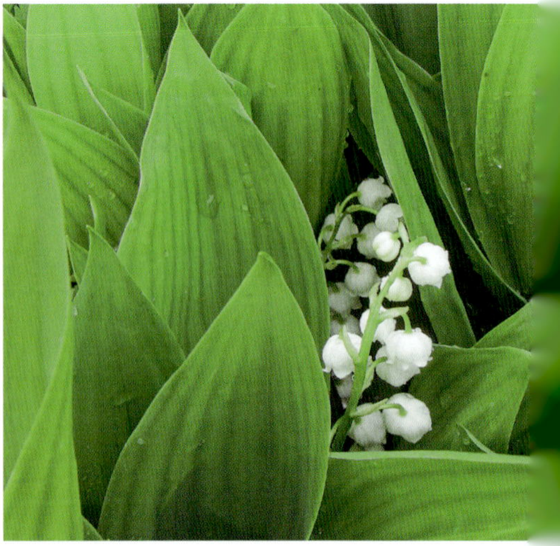

MAIGLÖCKCHEN

(Convallaria majalis)

Rezepte

Aufstrich mit Topfen

ZUTATEN

- 1/4 kg Topfen
- 1 TL geriebener Kren
- 1/8 l Sauerrahm
- 1/2 TL Kräutersalz

Alle Zutaten mischen und mit frischen, klein geschnittenen Kräutern (Vogelmiere, Gundelrebe, Brennnessel, Erdholler, Dost, Gänseblümchen, Löwenzahn, Melisse) bestreuen. Sieht köstlich aus und schmeckt gut.

Bärlauch-Kartoffel-Gratin

500 g gewaschene, blättrig geschnittene Kartoffeln mit Salz und Pfeffer in eine gebutterte Auflaufform schichten. Darauf 2 Handvoll klein geschnittenen Bärlauch verteilen und mit einer Mischung aus 1/4 l Schlagobers und 2 EL Mehl übergießen und bei 180°C 30 Min. backen.

Bärlauchnudeln

300 g gekochte Nudeln in eine gebutterte Form geben. Dann 1 klein geschnittene Zwiebel in Butter anrösten. 2 Handvoll geschnittenen Bärlauch dazugeben. Mit Quendel, Oregano und Kräutersalz würzen und mit 1/4 l passierten Tomaten vermengen. Diese Mischung über die Nudeln geben, mit Käse bestreuen und im Rohr 30 Min. überbacken.

Bärlauch-Topfennockerl

ZUTATEN

- 250 g Topfen
- 200 g gekochte, pürierte Kartoffeln
- 2 Eier
- 1 TL Pesto wie im Rezept (Seite 122)

Alles vermengen und Nockerl ausstechen, dann in kochendem Salzwasser 10 Min. ziehen lassen. Als Beilage sind Wildkräuter, gemischt mit grünem Salat, eine wahre Gaumenfreude.

Brennnesselchips

Frische gewaschene, trockene Brennnesselblätter in Backteig wenden und in der Fritteuse frittieren. Sie werden bei Ihren Gästen punkten!

Brennnesselsuppe mit Speckchips

ZUTATEN

- $\frac{3}{4}$ l Rindsuppe
- 20 dag junge Brennnesselblätter
- dünn geschnittener Karreespeck
- $\frac{1}{4}$ l Schlagobers
- 10 dag Lauch
- Salz, Muskat, Butter

Brennnesseln waschen und zupfen, Lauch fein schneiden und in Butter andünsten, die Brennnesseln dazugeben.
Einige Minuten kochen, dann pürieren, abschmecken und noch eindicken und garnieren.
Für die Speckchips geben Sie den Speck auf einem Backpapier auf das Blech und braten ihn bei hoher Hitze im Backrohr knusprig.

Eintopf

ZUTATEN

- 800 g gemischtes Gemüse
- Kräutersalz
- 2 l Suppe

800 g gemischtes, geputztes, zerkleinertes Gemüse in 2 l fertiger Suppengrundlage oder fertiger Hühnerbrühe 10 Min. leicht köcheln. Mit Kräutersalz würzen, dazu reichen Sie altbackenes würfelig geschnittenes Brot, welches in Butter geröstet als Suppeneinlage gereicht wird. Als Dekoration können sie klein geschnittenes Schafgarben- und Löwenzahnblatt, Gänsefingerkraut, Vogelmiere und Erdholler auf einem Tuff Sauerrahm servieren. Schmeckt natürlich auch abgesiebt als Gemüsebeilage zu jedem Fleischgericht. Zum Verfeinern des Gemüses lasse ich einen EL Butter darauf zerschmelzen.

Eine weitere Variante:

250 g gekochte Vollkornnudeln mit dem abgesiebten Eintopfgemüse mischen. Einen Guss aus 2 Eiern, 125 g Schlagobers, 1 Knoblauchzehe, Dost und Kräutersalz bereiten. Das Ganze in eine Auflaufform schichten und mit 100 g geriebenem Käse 30 Min. bei 200°C überbacken.

Wenn Ihre Familie doch gerne Fleisch auf dem Teller hat, so passt sehr gut klein geschnittener, angebratener Schinken dazu.

Frühlingskräuterpesto

ZUTATEN

- 30 g Bärlauchblätter (nur bis April)
- je 20 g Brennnesselblätter, Gundelrebe, Vogelmiere, Löwenzahn, Gänsefingerkraut, Schafgarbenblätter, Brunnenkresse (nur bis März) und junge Blätter vom Erdholler
- 10 g Sauerampfer
- 100 g Vollsalz
- ca. 100 ml geschmacksneutrales Öl

Die fein gehackten Kräuter durch den Fleischwolf drehen. Wer eine Küchenmaschine mit sehr gutem Schneidwerk hat, kann die Kräuter damit zerkleinern. Mit Salz und Öl gut vermischen (bis sich das Salz vollständig aufgelöst hat). Das Pesto in kleine Gläser mit gut verschließbaren Deckeln füllen. Kühl und dunkel gelagert bis zu mindestens einem Jahr haltbar.

Verwendung:
Ausgezeichnetes Würzmittel für Suppen, Aufstriche, Soßen, Nudel-, Gemüse- und Fleischgerichte. Überall, wo Sie einen hervorragenden Kräutergeschmack wünschen, können Sie es beifügen. Achten Sie beim Würzen auf den Salzgehalt der Speisen und den Salzgehalt des Pestos.

Gemüsesuppe

ZUTATEN

- 1 l Suppengrundlage laut Rezept
- ½ kg Gemüse der Saison
- 1 EL Butter
- 50 g Weizenmehl
- 5 TL frisch gesammelte Kräuter (z. B. Vogelmiere, Gundelrebe, Giersch, Brennnessel, Löwenzahnblatt)
- 1 Zwiebel
- 4 EL Sahne
- etwas Muskat

Gemüse in der Suppengrundlage dünsten. Zwiebel in Butter rösten, zur Suppe geben; mit Mehl und Sahne eindicken; mit Salz, Pfeffer und Muskat abschmecken.

Hühnerbrühe

ZUTATEN

- 1 ganzes Biohuhn
- 5 Karotten
- weiteres Gemüse nach Saison
- 2 TL Kräutersalz
- ½ Sellerie
- 1 Zwiebel
- 2 TL Kräuter

Alle Zutaten außer den Kräutern in 3 l Wasser 2 Stunden leicht köcheln lassen. Knapp vor Ende der Garzeit geben Sie die klein geschnittenen Kräuter (Liebstöckl, Petersilie, Erdholler, Brennnessel, Wegerichblätter) dazu.

Kartoffelsalat mit Kräutern

Hier sind der Fantasie keine Grenzen gesetzt. Löwenzahnblätter, Erdholler, Schafgarbenblätter, Gänsefingerkraut, Hühnerdarm, Brennnessel, Bärlauch, Quendel, Gundelrebe und Löwenzahn – jedes einzelne Kraut verleiht Ihrem Kartoffelsalat ein einzigartiges Aroma.

Kräuterbraten

Ob es Ihr üblich gewürzter Kalbs-, Schweins- oder Rindsbraten ist, Sie können jedes Rezept mit Wildkräutern verfeinern.
15 Min. bevor der Braten gar ist, geben Sie junge Schafgarbenblätter, Löwenzahnblätter, Labkraut, Dost, Giersch, Liebstöckl, Bohnenkraut, Melisse und alles, was Sie sonst noch an Wildkräutern finden, dazu und braten das Fleisch fertig. Die Kräuter werden knusprig, sehen dekorativ aus und schmecken sehr gut.

Kräutermarinade für Grillfleisch

Alle Kräuter, die Sie finden können, lassen sich hier gut verarbeiten (Vogelmiere, Giersch, Brennnessel, Melisse, Salbei, Quendel, Dost, Bärlauch, Gundelrebe, Spitzwegerich, auch alle Gewürzkräuter aus dem Garten). Alles zerkleinern und mit Zitronensaft, Kräutersalz und Öl mischen und das Fleisch 1 Tag darin einlegen.

Kräuteromelette

ZUTATEN

- 3 Eier
- etwas Mehl und Milch
- 2 EL fein gehackte Kräuter

Machen Sie daraus einen Omelette-Teig und backen Sie die Omelette in der Pfanne aus. Sie können die Omelette mit Frischkäse, Schinken oder Käse füllen. Fein nudelig geschnitten, eignen sie sich auch für Kräuterfrittaten als Suppeneinlage.

Kräuter-Rahmschnitzel

ZUTATEN

- 4 Schweinsschnitzel
- 1 Stange Staudensellerie
- 2 TL Butter
- 1 Würfel Gemüsesuppe
- 2 TL Tafelöl
- 80 g Zwiebeln
- 125 g Creme fraiche
- Saft von 1/2 Zitrone
- 25 g Kräuter gemischt (z. B. Erdholler, Dost, Gänsefingerkraut, Schafgarbenblatt, Vogelmiere, Zitronenmelisse, Maggikraut, Petersilie, Löwenzahnblatt)

Rohr auf 160°C vorheizen. Schnitzelfleisch leicht klopfen, salzen und pfeffern. In einer Pfanne Öl erhitzen, die Schnitzel darin beidseitig rasch anbraten, ins Rohr stellen und ca. 10 Min. nachgaren lassen. Inzwischen Zwiebeln und Staudensellerie fein schneiden. In Butter andünsten, mit Gemüsesuppe aufgießen, Creme fraiche einrühren, kurz verkochen lassen. Klein geschnittene Kräuter einrühren, die Soße mit Zitronensaft, Salz und Pfeffer abschmecken, mit den Schnitzeln und mit Spiralnudeln servieren.

Kräutersoße warm

1/4 l Schlagobers mit 2 EL Mehl verrühren und erhitzen und mit Kräutersalz abschmecken. 2 Handvoll gehackte, frische Kräuter darüberstreuen.

Kräutersoße kalt

1/4 l Sauerrahm und 1/4 l Joghurt mit Kräutersalz abschmecken. Gehackte, frische Kräuter darüberstreuen.

Kräutersirup

3 Handvoll Kräuter (Melisse, Schafgarbenblüte, Verbene, Pfefferminze, Sonnenhutblatt, Wegerich, Minzen aller Art, Rosenblätter, Holunderblüten, Salbei) mit 3 l kochendem Wasser übergießen und 5 Min. ziehen lassen. 10 dag Zitronensäure und 3 kg Zucker dazugeben und über Nacht stehen lassen. Danach abseihen und in Flaschen füllen.

- Sirup nur aus der Schafgarbe wirkt antiviral.
- Sirup nur aus der Holunderblüte regt die Gehirntätigkeit an.
- Sirup nur aus der Zitronenmelisse stärkt die Nerven.

Löwenzahn-Honig

4 Handvoll gezupfte Blütenblätter, 4 geschnittene Bio-Zitronen, 2 l Wasser, 2 kg Zucker. Alles vermengen und 1 Std. leicht köcheln lassen. In kleine Schraubdeckelgläser füllen und in der Erkältungszeit genießen.

Löwenzahn-Kaffee

Ernte der Löwenzahnwurzel im Herbst. Die gesäuberte, blättrig geschnittene Wurzel im Ofen trocknen und in der Kaffeemühle mahlen.

Zu verwenden als Kaffee-Zusatz oder als Kaffee-Ersatz. Der Löwenzahn-Kaffee ist sehr magenschonend.

Löwenzahn-Salat

Die jungen, gewaschenen, geschnittenen Löwenzahnblätter mit einem Salatdressing aus Öl, Kräutersalz, Essig, gehackter Zwiebel, etwas Sauerrahm abschmecken.

Zum Verfeinern passt sehr gut ein gekochtes, gehacktes Ei, Speckwürfel oder Schafkäse.

Der wintermatte Körper entwickelt einen Heißhunger nach dieser leicht bitteren Vitaminbombe.

Suppengrundlage

Hierfür verwende ich Strunke, Blätter und Gemüse. Dies ergibt eine köstliche Suppengrundlage, wenn Sie die Suppe mit Kräutersalz 20 Min. köcheln.

Überbackene Erdäpfel

ZUTATEN

- 800 g speckige Erdäpfel
- 1 mittlere Zwiebel
- ⅛ l Magerjoghurt
- 1 Ei
- 1 Knoblauchzehe
- ½ TL Borretsch
- 1 TL Quendel
- 200 g Lauch
- ⅛ l Sauerrahm
- ⅛ l Milch
- Salz, Pfeffer, Muskat
- 1 EL Öl
- 1 TL Dost

Erdäpfel in der Schale kochen, schälen und in Scheiben schneiden. Zwiebel und Lauch schneiden und anrösten. Die geschnittenen Erdäpfel mit Zwiebel, Lauch, zerdrücktem Knoblauch und gehackten Kräutern vermischen und in eine leicht befettete Form füllen.
Rahm, Joghurt, Milch und Ei verrühren, salzen und pfeffern.
Diese Masse über die Kartoffeln gießen und bei 190°C ca. 30 Min. überbacken.

Wildkräuter-Suppe

2 Handvoll Kräuter (Löwenzahn, Bärlauch, Gundelrebe, Vogelmiere, Spitzwegerich, Brennnessel, Schafgarbenblatt, Gänseblümchen, junger Erdholler, Liebstöckl) fein hacken. 150 g altes Bauernbrot würfelig schneiden und in Butter rösten, auch Zwiebel dazugeben, mit 1,5 l Suppe aufgießen und pürieren, mit Kräutersalz und Pfeffer abschmecken. Köcheln lassen. Gemisch mit 3 EL Obers und dem Kräutermix zu einem köstlichen Süppchen mit dem Mixstab zerkleinern und schmecken lassen.

„Wilde" Käse-Laibchen

ZUTATEN

- 100 g Brennnesselblätter
- etwas Schafgarbenblätter
- etwas klein geschnittener Lauch
- 40 g Butter
- 100 g würziger Käse
- 3 in Milch eingeweichte Vollkornweckerl
- Vollkornmehl zum Binden
- Vollkornbrösel zum Wenden
- 1 geriebene Karotte
- 1 gehackte Zwiebel
- 2 Eier
- Kräutersalz
- Muskat

Alles mischen, Laibchen formen und in Fett braten.

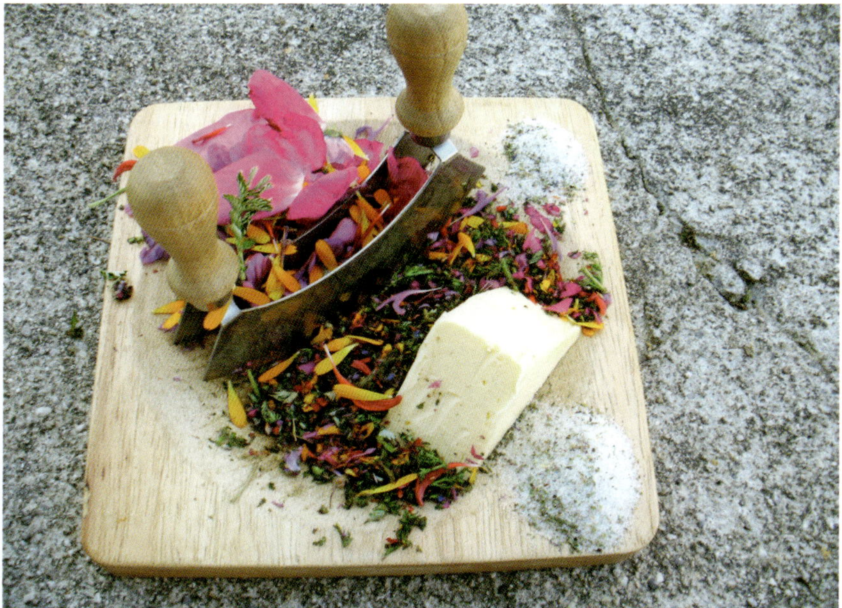

Gratulation zu Ihrem Hausarzt

Es ist spitze

Wenn der Hausarzt Sie ermuntert, zur Unterstützung Ihrer Gesundheit die Heilkräfte der Natur zu nützen. Dass er Ihnen sagt, wie wichtig bittere, grüne Kräuter für Ihre Stoffwechselanregung sind.

Es ist spitze

Wenn Ihr Hausarzt Ihnen bei der Behandlung Ihrer Beschwerden und Symptome auch Kräuter nennt, die Ihren Heilungsprozess unterstützen.

Es ist spitze

Wenn Ihr Hausarzt bei chronischen Krankheiten (hoher Blutdruck, hohe Cholesterinwerte, Übergewicht, Schlafstörung und Gicht) Sie dahingehend unterstützt, dass Sie die Kräuter vor Ihrer Haustüre neben den Medikamenten anwenden und er Ihnen somit Hoffnung auf eine Medikamentenreduktion gibt.

Es ist nicht spitze

Wenn Ihr Hausarzt nicht von sich aus eine Heilkräuterbehandlung vorschlägt oder Ihre Anfrage bezüglich der unterstützenden Wirkung von Heilkräutern gar lächerlich macht, dann sollten Sie Ihren Hausarzt wechseln oder ihm eine Weiterbildung empfehlen. Reden Sie offen und selbstbewusst mit Ihrem Hausarzt.

Etwas zum Schmunzeln

Sehen Sie es als
Kabarett oder Schmäh,
Seminar oder wahr:
Wir sind Gottes Kinder, das ist klar.

Die Natur gibt jedem etwas ab

Die Frau bekommt die Orangenhaut.
Der Mann bekommt den Adamsapfel.

Und warum bekommen Männer keine Orangenhaut?
Weil es schiach (unschön) ist.
Frauen, die bei diesen Zeilen schmunzeln, haben ihren Körper mit Liebe angenommen.

Die Oma schaut gerne Kochsendungen. Der Opa sagt zum Enkel, das nützt nichts mehr. Der Opa schaut gerne Sexfilme. Die Oma sagt zum Enkel, dass nützt auch nichts mehr.

Die vornehme Wortwahl für den männlichen Bierbauch:
Feinkostgewölbe

Sport ist Mord – Kein Sport ist Selbstmord!
Mit gemäßigtem Sport können Sie das Herzinfarktrisiko um 89,9 % reduzieren.

Was passiert mit Männern, die zu viel Bier trinken?
Sie reden zu viel und ohne Zusammenhang,
können schlecht einparken und bekommen größere Brüste.
(Denn im Bier schwimmen weibliche Hormone.)

Warum sollten wir kein Botox spritzen?
Weil wir sowieso noch bald genug aus der Schnabeltasse lutschen.

Urlaubsfreude in der Badewanne:
Sammeln Sie Rosmarinnadeln, Lavendelblüten und etwas Kamille, zusammen ca. 50 g. Geben Sie das in einen alten Socken und lassen das Badewasser darauffließen. Das entspannt und bringt die Gehirndurchblutung auf Schwung und lindert die rheumatischen Beschwerden. 20 Min. bei 38°C.

Homöopathie ist dasselbe, wie wenn ein Bauer mit seinem Pferd aufs Feld geht und stinkende Luft seine Gedärme verlässt.

Über alles ärgern ist immer am „besten“. Am idealsten ist eine frei fließende Ärgerbereitschaft. Dadurch bin ich ständig in einer hormonellen Kriegsbereitschaft. → Ein sicherer Weg zum Schlaganfall.

Heilkräuter für jede Krise

Sehen Sie es als Kabarett oder als Denkanstoß:

Bewegungskrise
Ratschläge im Kapitel Erdholler, Zinnkraut

Beziehungskrise
Lösbar durch Epheser 5,22: Ihr Männer liebt Eure Frauen, wie Euch selbst. Ihr Frauen ordnet Euch Euren Männern unter.
Eine Frau, die sich von ihrem Mann geliebt fühlt, achtet und ehrt ihren Mann gerne. Somit fühlt sich jeder Teil geachtet und gleichwertig, wie uns die Bibel sagt.

Finanzkrise
Bekommt Ihr Arzt, weil Sie immer gesund sind.

Gemütskrise
Ratschläge im Kapitel Johanniskraut

Glaubenskrise
Ihr Glaube an das Wunder der Schöpfung wird sprunghaft zur wahren Freude, wenn Sie es suchen und erkennen; die Kräuter verwenden, lieben und achten, die Sie vor der Haustür finden. Bei dieser Begegnung erleben Sie die Nähe Gottes.

Herzkrise
Ratschläge im Kapitel Bärlauch und Schwedenbitter.

Klimakrise

Dieses Problem positiv beeinflussen kann man, wenn man vermehrt die heimische, grüne Pflanzennahrung genießt.

Schlafkrise

Zu viel: Ratschläge im Kapitel Schwedenbitter
Zu wenig: Ratschläge im Kapitel Zitronenmelisse

Seuchenkrise

Ratschläge im Kapitel Essig der Diebe

Sexualkrise

Mann: Ratschläge im Kapitel Brennnessel
Frau: Ratschläge im Kapitel Frauenmantel

Wirtschaftskrise

Bekommt die Pharmaindustrie, weil Sie keine Medikamente mehr kaufen.

Dumme hasten, Kluge warten,
Weise gehen in den Garten.

Unsere tägliche Ernährung teilt sich folgendermaßen ein:
Ein Viertel braucht der Körper als Energie,
drei Viertel essen wir, damit die Ärzte gut verdienen.

Eine krisengesicherte Zukunft mit den Heilkräutern vor der Haustür wünsche ich Ihnen

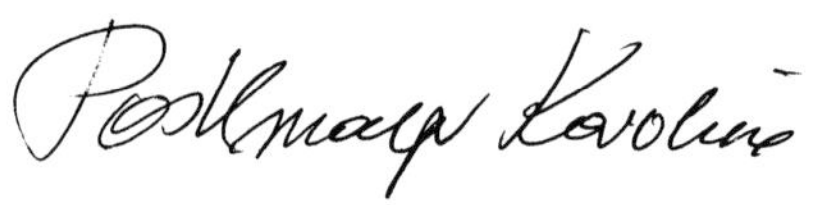

Meine Produkte

Kräutersalz

KAROLINES WILDKRÄUTERSALZ

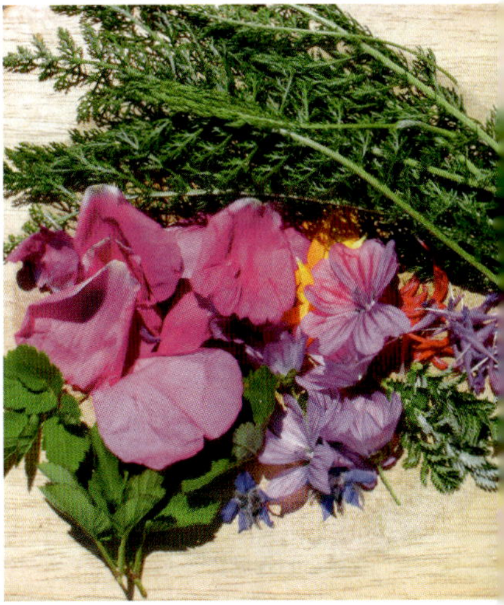

Aus einer visionären Idee geboren. Die 49 wildwachsenden Kräuter rund um das Haus werden zum jeweils inhaltsvollsten Zeitpunkt geerntet und schonend getrocknet. Erst kurz vor der Verwendung zermahle ich die Kräuter von Hand mit einem hochwertigen Vollsalz. Der Duft wird es bestätigen: Alle ätherischen Öle bleiben erhalten und das Aroma entfaltet sich in Suppen, Salat, Aufstrichen oder einfach aufs Butterbrot.

Ringelblumenbalsam

Wichtig zur Unterlage für Schwedenkräuterumschläge (schnellerer Heilungsprozess). Ideal im Winter bei trockener, rissiger Haut (Fersen, Hände, Mundwinkel), bei Wundliegen, als Kälteschutz. Viele verwenden den Balsam als tägliche Hautcreme.
Sehr zu empfehlen bei Venenproblemen, er unterstützt die Zellerneuerung und dringt in tiefer liegende Gewebeschichten ein.

Schwedenkräuterbalsam

Hier sind die Wirkstoffe des Schwedenbitters als Creme verarbeitet. Der Balsam wird zusätzlich oder anstatt der Schwedenkräuterumschläge verwendet, bei Schmerzen aller Art, z. B. bei schmerzhaften Hämorrhoiden, Sehnenscheidenentzündungen, Fersensporn, Verspannungen und schlecht heilenden Wunden. Auch für Haustiere geeignet. Für Kinder im Wachstum (Knochenbeschwerden).

Johanniskrautölbalsam

Hilft bei geröteter Haut (Sonnenbrand), Hautirritation und Akne. Dieser wohltuende Balsam macht die Haut weich und geschmeidig, für Jugendliche und Erwachsene geeignet.

Kamillenbalsam

Das ätherische Öl (Azulen) der Kamille färbt diesen Balsam himmelblau. Wirkt mild und schonend bei Kindern und Jugendlichen. An diesem angenehmen Duft erkennt man den natürlichen Wirkstoff der Kamille.

Murmeltierbalsam

Wohltuend bei Muskel- und Gelenksbeschwerden. Vor schweren körperlichen Anstrengungen, aber auch bei sportlichen Anstrengungen oder Bergtouren. Ein natürliches, im Murmeltieröl vorkommendes Antibiotikum wirkt entzündungshemmend. Inhaltsstoffe: Murmeltieröl, Edeltannenöl, Menthol.

Muskel- und Gelenksbalsam

Ein Genuss bei ewig kalten Füßen. Schifahren und kalte Zehen können sie vergessen. Vorher gut eincremen und alles wird angenehm warm. Für Massagen am ganzen Körper geeignet. Aber danach nicht duschen!

Sabrila Atemfrei

Ein Einreibbalsam bei Husten und Halsweh. Die wertvollen Stoffe sind Rosmarinöl und Pfefferminzöl. Wirken gut und ohne Hautreizung. Der Balsam riecht angenehm, dringt tief ein und lindert den Husten.

Lippenbalsam

Eignet sich bestens zur Pflege von spröden, rauen und rissigen Lippen.

Aloe-Gelee

98 % Gel werden mit Kamillenwasser stabilisiert und Zimt und Vanille beigefügt (wirkt antiseptisch). Kann gut bei trockener, rissiger, geröteter Haut eingesetzt werden.
Bei Schuppenflechte, Neurodermitis, juckender Kopfhaut, Windelsoor, Sonnenbrand.

Salbeitinktur

bei Wechselbeschwerden. Zusätzliche Tipps können Sie noch viele haben. 20 Tropfen morgens in ein Glas Wasser trinken.

Rotes Weinlaub Balsam

bei müden, schweren, brennenden Beinen und als wohltuende wirksame Hilfe bei Krampfadern.

21-Kräuter-Hustentee

Ein Rezept seit 1947. Lockert und löst die Verschleimung aus den Atemwegen und lindert rasch die Beschwerden.

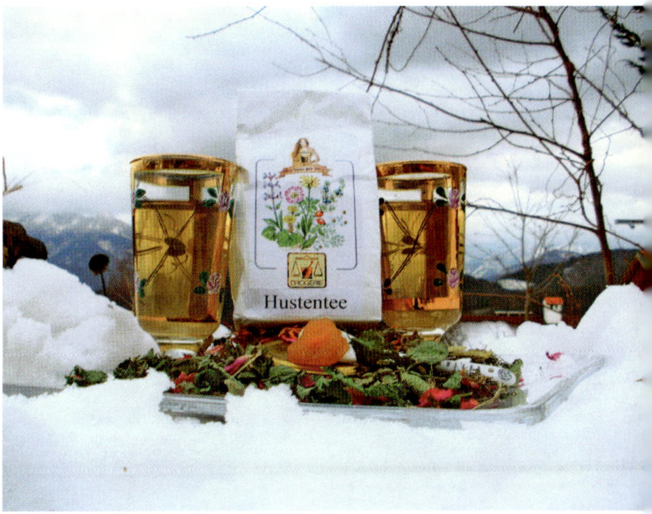

Quellennachweis

Diese teils sehr alten Bücher haben mich die letzten 33 Jahre begeistert:

Meine Praxis mit Heilkräutern verdanke ich diesen heilkundigen Buchautoren:

- Messegue, M. Görz, Kneipp, Hl. Hildegard

- Heilkräuter – Falken Verlag 1980
- Das große Buch der Heilpflanzen – Apotheker M. Pahlow, Weltbild, 2006
- Heilkräuter und Zauberpflanzen – Wolf-Dieter Storl, Knaur, 2007
- Gesundheit aus der Natur-Apotheke – Moenig, 1988
- Gesundheit aus der Apotheke Gottes – Maria Treben, Ennsthaler, 1980

Besuchen Sie auch meine Homepage:
www.karolines-kraeuterschatz.at

Stichwortverzeichnis

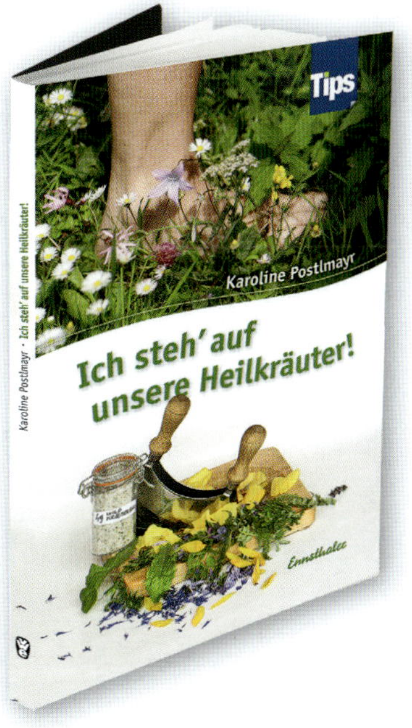

Karoline Postlmayr

Ich steh' auf unsere Heilkräuter

ISBN 978-3-85068-914-4
152 Seiten, Broschur,
durchgehend farbig bebildert
Format: 13,5 x 21 cm.

»Bei jedem Schritt in der Natur soll sich die Seele über die Heilkräfte erfreuen.«

Die Bestsellerbuchautorin Karoline Postlmayr hat über 36.000 Interessierte bei Kräuterwanderungen und Vorträgen auf ihre humorvolle Art für die Einfachheit der Natur begeistert. Die Heilkräuterberichte aus »Tips Leben« sind in diesem Buch nach den Jahreszeiten angeordnet, chronologisch vom Frühjahr bis zum Winter.

Ennsthaler

Bücher für ein bewusstes Leben

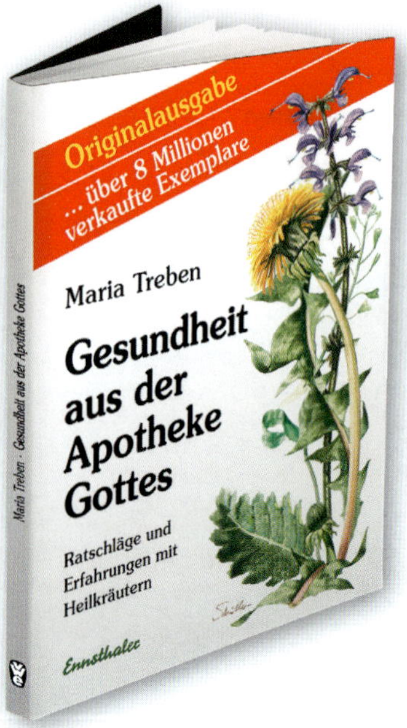

Maria Treben

Gesundheit aus der Apotheke Gottes

Ratschläge und Erfahrungen mit Heilkräutern

broschiert: ISBN 978-3-85068-090-5
gebunden: ISBN 978-3-85068-179-7
136 Seiten, 33 Abbildungen,
16 Seiten Farbtafeln,
Format: 20 x 28 cm.

1980 erstmals in Buchform erschienen, hat die Heilkräuterfibel längst alle Rekorde gebrochen. Über 8 Millionen Exemplare in mehr als 20 Sprachen wurden von dem Klassiker unter den Gesundheitsratgebern inzwischen verkauft. Es werden insgesamt 31 Heilkräuter ausführlich beschrieben. Ihre Anwendungsmöglichkeiten als Tee, Tinktur, als aufzulegender Brei, Bad oder Frischsaft werden erklärt.

Es sind heimische Gewächse wie Schafgarbe und Spitzwegerich, die auf Wiesen und in Wäldern zu finden sind und zu den unverwüstlichen Kräutern gehören.

Darauf gründet wohl auch der enorme Erfolg von Maria Treben: Sie hat altes Wissen, das meist schon in Vergessenheit geraten war, wieder belebt.

Ennsthaler

Bücher für ein bewusstes Leben

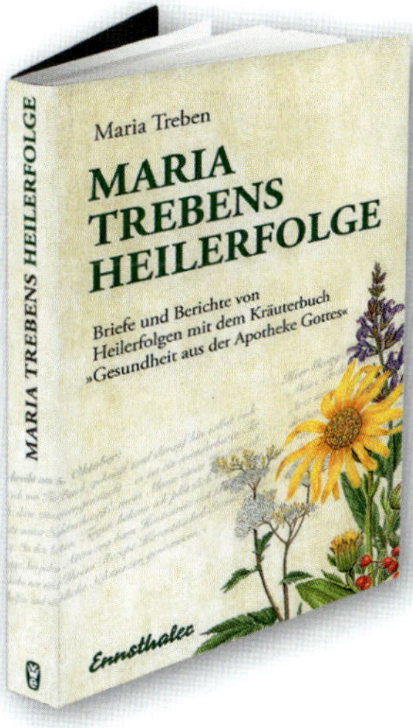

Maria Trebens Heilerfolge

Briefe und Berichte von Heilerfolgen mit dem Heilkräuterbuch »Gesundheit aus der Apotheke Gottes«

broschiert: ISBN 978-3-85068-082-0
368 Seiten, 16 Seiten Farbtafeln,
Format: 12 x 19,5 cm.

In diesem Buch sind Auszüge aus Briefen veröffentlicht, die der Autorin von dankbaren Leserinnen und Lesern aus allen Bevölkerungsschichten zugingen. Die Dankschreiben und Heilungsberichte ermutigen dazu, das alte Kräuterwissen zum Einsatz zu bringen, und sie zeigen auf, dass mit dem Willen zur Gesundung auch der Genesungserfolg möglich ist.

Ennsthaler

Bücher für ein bewusstes Leben

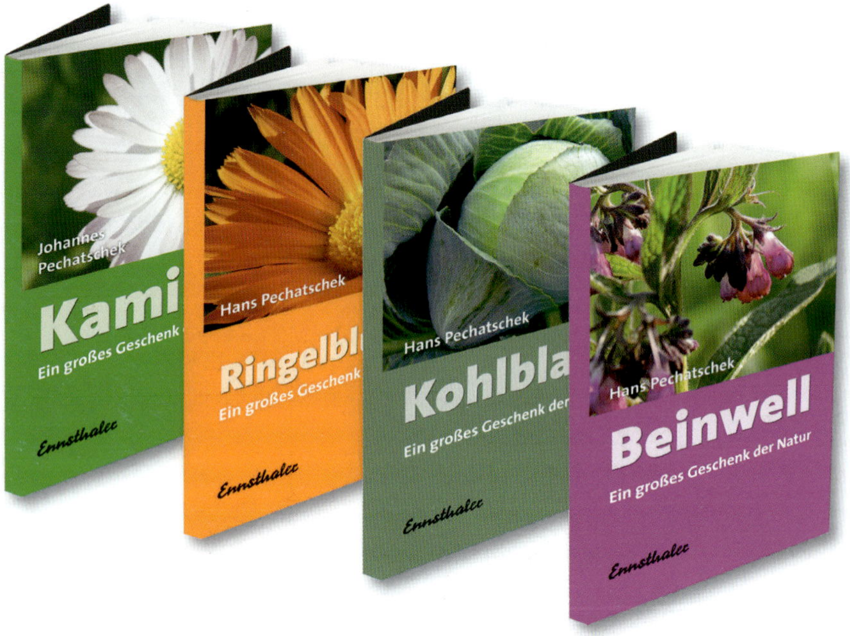
Johannes Pechatschek
Kami
Ein großes Geschenk
Ennsthaler
Hans Pechatschek
Ringelbl
Ein großes Geschenk
Ennsthaler
Hans Pechatschek
Kohlbla
Ein großes Geschenk der
Ennsthaler
Hans Pechatschek
Beinwell
Ein großes Geschenk der Natur
Ennsthaler